海外館藏中醫古籍珍善本輯存（第一編）

第二十七册

劉金柱　羅彬　主編

傷寒論疏義（三）

廣陵書社

仲景方書類

傷寒論疏義（三）

卷四—七

〔日〕喜多村直寬　著

學訓堂聚珍版　嘉永五年刻本

思史絶想卷（三）

（日）○○○○○ 著　○○○○ 校訂　○○○○○○

傷寒論疏義卷第四

江都　喜多村直寛士栗　學

辨陽明病脉證并治

案陽明病者胃中實熱證是也邪熱附胃津液燥爍內結燥屎即所謂胃家實也其受病必自太陽若少陽而有因邪熱熾盛致之者有自汗下過多得之者有縁誤逆失汗受之者雖所由不一而致實輙均矣其證則不惡寒而惡熱自汗煩渴身重短氣腹滿而喘潮熱讝語不大便其脉則實大而遲是其大較

也至論其治則證有輕重故法有緩急或以三承氣下之或以麻人利之或密煎豬膽導之要不外乎攻下潤導之旨也若胃熱而無實結者是白虎湯所主已詳于前其傳變則三陽之病止於此無所復傳大抵正氣不虛者下之而解然有當下不下津液枯竭因致危殆者有攻下過度胃陽走亡或變爲陰者且太陰與陽明病位相同惟有寒熱之分耳故陽明虛則爲太陰太陰實則是陽明經文互舉以相照對焉其證候情機詳開篇中○

陽明病乃邪熱入胃內之名故經文凡言胃與裏字有別說詳附錄中前注彼是混說且於六病傳變之委分析不精本病或立經府之別槩屬含糊今不從也

陽明之為病胃家實是也原注實一作寒郭氏曰千金作胃中寒者非〇案舊本此條在第二節今因玉函千金翼以冠于篇首

此為陽明病之提綱言邪熱入胃與糟粕相結而成實是即陽明胃實之證也言胃家者該腸胃之辭方氏曰實者大便結為鞕滿而不得出也成氏曰邪傳入胃熱毒留結則胃家為實華佗曰

熱毒入胃要須下去之不可留於胃中是知邪在陽明爲胃家實也

尤氏曰胃家實者邪熱入胃與糟粕相結而成實謂邪實也凡傷寒腹滿便閉潮熱轉失氣手足濈濈汗出等證皆是陽明胃實之證也

王氏曰仲景立法凡曰太陽病者皆謂脈浮頭項强痛惡寒也凡曰陽明病者皆謂胃家實也

問曰病有太陽陽明。有正陽陽明。有少陽陽明。何謂也答曰太陽陽明者脾約是也。正陽陽明者胃家實是也。少陽陽明者發汗利小便已胃中燥大便難是

也舊本胃中燥下有煩實二字係剩文今據玉函千金翼刪訂

此設問答以明陽明受病其所由不一也言陽明可下之證不止於胃家實而其綱有三曰太陽陽明曰正陽陽明曰少陽陽明太陽陽明者太陽病發汗過多胃液隨燥者是爲脾約即麻子人丸證是也正陽陽明者其人胃素燥熱邪勢亦盛相藉遽實所謂傷寒發熱無汗嘔不能食之類是爲胃家實宜三承氣湯選用少陽陽明者少陽病誤發汗利小便以胃中燥大便難者是也汪氏曰宜大柴胡湯案傷寒胃中不和證均屬之陽明太陽陽

明與少陽陽明二者蓋二陽從誤經汗下而津液枯澁遂致胃燥屎鞕其實爲陽明之輕者秪較之正陽陽明之邪熱宿垢塡於胃中而爲大滿大實者殊爲不同耳且正陽陽明亦從太少兩病誤治而傳來者多矣然則此段殊不過就其輕重以辨攻下之緩急方氏曰三者之因雖少殊要亦不過互相發明耳是也

朱氏曰太陽之陽明者本太陽病若發汗若下若利小便此亡津液胃中乾燥因轉屬陽明也少陽之陽明者本傳到少陽因發汗利小便已胃中燥

實大便難也正陽之陽明者病人本熱盛氣實不在亡津液便陽盛胃實也傷寒百問

中西子文曰陽明以胃爲其部位也飲食入于此而津液亦生于此矣邪熱入胃則津液不得不涸竭矣津液涸竭則大便不得不燥結也故不屬之腸而屬之胃曰胃中有燥屎也

又曰其始在太陽而已發其汗汗出不徹於是其急者遂轉陽明其緩者漸轉少陽

問曰何緣得陽明病答曰太陽病若發汗若下若利小便此亡津液胃中乾燥因轉屬陽明不更衣內實

大便難者此名陽明也更古行劇

此又承上文以辨明有因誤治而轉屬陽明者也上文於太陽特曰脾約而不曰其所由於少陽惟舉誤汗與利小便而不及下此揭太陽病而補出若下二字乃互文以相發也言由邪在太陽時發汗若下若利小便皆為去邪而設治之誠常則邪解而愈矣如其不當徒亡津液致令胃中燥則表邪乘其燥熱因而轉屬陽明為胃實之病者有三曰不更衣即太陽陽明脾約是也更衣即登廁也成氏曰古人登廁必更衣不更衣者通為不大

便。案王充論衡更衣之室可謂臭矣。曰內實即正陽陽明胃家實是也。曰大便難即少陽陽明大便難是也。錢氏曰不大便則絕不能大便。今曰大便難則猶欲大便而但覺難也。蓋三者雖均名陽明爲可下。然證已有輕重之別，治不無緩急之分。此乃大柴胡三承氣湯脾約丸及蜜煎等之所由分也。成注以不更衣內實大便難三證爲一串講，殊無著落。

魏氏曰其病亦有淺深異同，故其證亦不一。如陽明病不更衣證乃胃亡津液，而津枯乾燥也。如陽

明病內實證乃胃中邪熱大盛而結秘成實也如陽明病大便難證乃胃中燥熱半盛尚有大便而艱難也爲證不同則治之法亦不同

隱菴張氏曰津液本於胃府水穀之所生故病在太陽或汗或下或利小便皆亡胃府水穀之津液故胃中乾燥因轉屬陽明而成內實大便難也

程氏曰亡津液而不爲壞病者以其人胃中乾燥能爲燥邪淵藪故津液一亡太陽遂轉屬陽明而有不更衣之陽明病有內實之陽明病有大便難之陽明病也所以下法有禁宜大小

又曰此上津液四字當一頓胃中乾燥復折下來講

又曰本太陽病起至名陽明也止自是一氣說下而逶迤分別多少鋪置讀者當於此悟出太陽陽明轉屬褶疊處

問曰陽明病外證云何答曰身熱汗自出不惡寒反惡熱也

上文言陽明病係胃家內實其外見證從未言及故此條又設爲問答以申明之夫胃實之外見者其身則蒸蒸然裡熱熾而達于外與太陽之陣陳

發熱不同矣胃中實熱則津液受其蒸迫故濈濈然汗自出而不能止與太陽之發熱自汗亦異矣不惡寒反惡熱者知邪去表入裏也蓋因外以徵內乃爲陽明胃實證者如此也

黃氏曰惡熱者四肢不用蓋覆而喜涼者是也

汪氏曰惡熱雖作內之證其狀必見於外或揚手擲足迸去覆蓋勢所必至

程氏曰反字是與太陽部判表裏處

問曰病有得之一日不惡熱而惡寒者何也答曰雖得之一日惡寒將自罷即自汗出而惡熱也舊本惡熱作發熱

熱（爲今從玉函改訂）

此又承上反詰以詳其義也言陽明病當不惡寒而惡熱今得之一日不惡熱而反惡寒者何也此猶在表之邪未盡故耳若迨其全轉陽明則其惡寒必將自罷且更自汗出而惡熱表罷未罷須於此驗之案答語雖得之一日爲句蓋承問省語也

問曰惡寒何故自罷答曰陽明居中主土也萬物所歸無所復傳始雖惡寒二日自止此爲陽明病也（復扶又翻）

上二節前云不惡寒後云不惡寒將自罷故此又設

問曰釋惡寒自罷之義何以知陽明之惡寒自罷胃爲戊土位處中州土爲萬物所歸故邪熱歸胃則無所復傳亦萬物歸土之義陽明初病雖仍惡寒是有表邪未盡耳至邪已悉歸併陽明則未有不惡寒自止者此爲陽明病而攻下之外更無他策也

柯氏曰太陽病尚有惡寒證若少陽寒熱往來三陰惡寒轉甚非發汗溫中何能自罷惟陽明惡寒未經表散即能自止與他病不同始雖惡寒二句語意在陽明居中句上

作發

此章又上ヲ承マシテ反テ問詰テ其義理ヲ
詳ニ致シ増ル章ニ御座リ増
上文ニ。陽明病外症。云何ノ問ニコサイ増。答曰
身熱汗自出不悪寒反悪熱也トコサリ増
今此章ノ問ニ。病有得之一日。不悪熱而悪寒ル
者何也。言ハ陽明病ハ悪寒モセスシ。悪熱計リ
スベキニ。今之ヲ得テ一日。悪熱モセスシ反テ悪寒ノ
スル者ガ有マスルガ。何ノワケデ御座リ増。答曰雖得
之一日此ハヤハリ。表ニ在リ増ル邪ガ。未タ盡マセン
故デコサイ増。若其全ク陽明ニ移リ変リ増レバ。

邪ガ表ヲ去テ胃ニ入マスルカラ。其悪寒ハキツト自ラ罷マスル。且其上自カラ汗ガ出マシテ。而悪熱致シ増ル。表邪ノ罷ミ増ト。罷マセンノハ。此ニ於テ考ヘ知ヘキニコサイ増。

又此章上ノ二節。前ニハ悪寒セスト云。後ニハ悪寒自ラ罷ントスト云。故ニ又此ニ問ヲ設ケ増テ。以テ悪寒自ラ罷マスルノ義ヲ。釋キ明シ増タル章ニコサイ増。

問曰。悪寒何ガ故ニ自ラ罷ミ増ル。答曰陽明居中主土也。此ノ土ノ字ハ。木火土金水ノ土ニテ。十干ニ割付増レハ。甲乙ガ木。丙丁ガ火。戊己ガ土。庚辛ガ金。壬癸ガ水。又此ヲ陰陽五行ニテ。五藏ニ配當致シ增レハ。肺ハ金。心ハ火。肝ハ木。腎ハ水。脾ハ土。又是ヲ東西南北ニ配當致シ增レハ。東ハ肝。西ハ肺。南ハ心。北ハ腎。其ノ中央ハ脾胃也。乃チ陽明ハ胃ノ經ニシテ脾ノ府ニゴザリ增。故胃ハ爲戊土位處中州土ヨリ天地萬物人身禽獸ニ至ル迄皆土中ニ落着マスル故。萬物之所歸ト云スル故ニ邪熱ガ胃ニ落込ミ。燥化ニ從テ實トナル。實ト成マスレハ。復タ傳ル所ガ御座リマセン。始雖モ惡寒ストハ。陽明之初病一日。雖モ仍ホ惡寒スト是ハ大陽之表邪ガ。未タ盡マセンノデ御座リ增。二日ニ至リマシテハ。惡寒ハ自ラ罷增レハ。是ハ大陽之表邪ガ。悉ク陽

明ニ歸併致シ增テ。自ラ止增シタノデ御座リ增。此ヲ
爲ナスト陽明病也ト。陽明病ハ則。胃実デ御座リ增。カ様ノ
症ハ下劑ヲ以。攻下スノ外。更ニ手段ハ御座リマセン。

或人之説ニ曰　東洞吉益先生之説

右陽明篇ヨリ此章迄合テ五章。皆後人之所攙
入也。何以テ知ル之。凡此五章。以問荅建ツ論ヲ。此非本
論之體裁也。又其文義卑弱。與本論大異ニ。又云病
有ニ大陽陽明。有ニ少陽陽明。陽明者。此本論不ル知ニ三陽之
名義ヲ者之言也。何則凡本論設ニ三陽之名以欲明ニ其部
位者也。然則大陽則自大陽。少陽則自少陽。陽明則

自陽明而不得相混雜也。故有太陽與陽明合病也。
有太陽與少陽合病也。不得有太陽中ノ陽明少陽
中之陽明也。故胃實純證之外、皆以傷寒云之。而不
得云陽明病者也。而今云有太陽陽明有少陽陽
明者。此不知本論六篇之名義者也。右合五章一人之
手ヨリ出ル者也。必非仲景氏之所論也。可廢矣トコロリマス。
然レモ何人ノ僞入スルコトヤ不知。故唯其儘ヲ申上ル耳

元治元甲子九月廿三日會讀

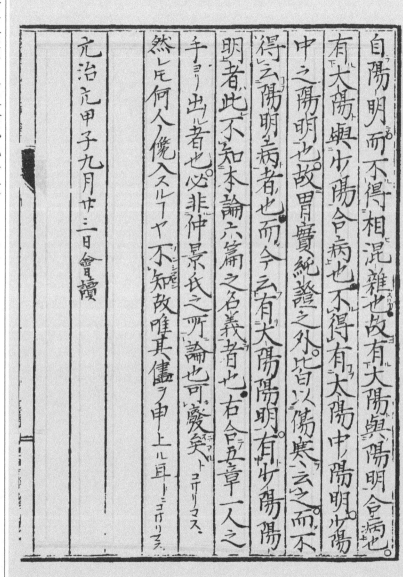

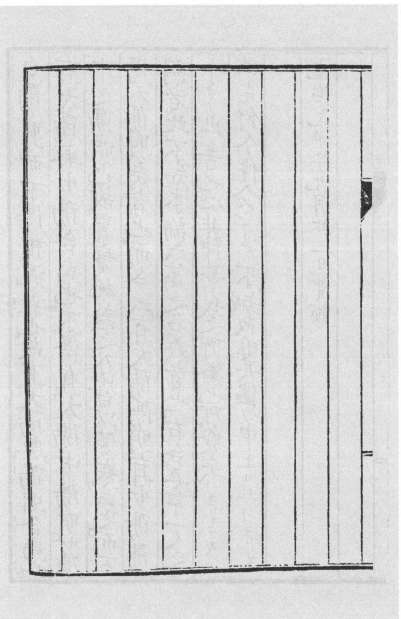

程氏曰末句非泛結正見陽明關係之重襯住萬物所歸無所復傳二句陽明以下法爲正

本太陽初得病時發其汗汗先出不徹因轉屬陽明也徹直列翻

此釋因太陽病失汗轉陽明之義太陽初受風寒之時發其汗而汗終出不透徹則邪熱内鬱津液坐耗陽盛胃燥大便因鞕轉屬陽明無二也案太陽中篇二陽併病太陽初得病時發其汗汗先出不徹因轉屬陽明正與此條同義

程氏曰病在太陽發汗吐下過亡津液能轉屬胃

即汗之一法稍失其分數亦能轉屬胃徹者透也

隱菴張氏曰曰初曰先皆在表上看

魏氏曰發汗過多致成陽明病發汗過少亦成陽明病

中西子文曰邪既離於太陽而純于陽明少陽曰之轉也既轉而未純者曰之屬也轉屬轉繫未純者也

傷寒發熱無汗嘔不能食而反汗出濈濈然者是轉屬陽明也濈側入翻

此釋邪熱熾盛不因誤治而轉陽明之證傷寒發

熱云云即太陽表閉而無汗者也嘔逆傷寒固有然云不能食則胃家素實已寓邪欲入胃之機皆反汗出濈濈然者乃知熱除嘔止而大便已結燥於內是轉屬陽明也張氏曰濈濈汗注貌也成氏曰傷寒發熱無汗嘔不能食者太陽受病也若反汗出濈濈然者太陽之邪轉屬陽明也經曰陽明病法多汗

傷寒三日陽明脈大

前條舉證不言脈故此及之傷寒三日約略之詞然已云三日則知三陽次序與內經不同大者實

大有力之謂乃爲邪熱入胃而成内實之診故其脈象有如此者

方氏曰傷寒三日該中風而大約言也

錢氏曰大則爲陽明胃實熱之脈不大不足以言胃實也若陽明病而脈不大者即脈遲及浮緩浮緊弦浮之類皆太少兼證之脈也

程氏曰凡下文云脈弱脈遲脈滑而疾脈沉脈浮而芤而濇等類皆貫此大字在内只從有力無力上討分曉

以上九章論陽明之綱領

傷寒脈浮而緩手足自溫者是爲繫在太陰太陰者身當發黄若小便自利者不能發黄至七八日大便鞕者爲陽明病也

此辨明太陰轉屬陽明之證龐氏曰脈浮緩亦大之類蓋上文云陽明脈大故又舉此條以互發也手足溫義見太陽中篇言傷寒脈浮而緩自不似陽明脈之實大手足自溫亦異於陽明證之蒸熱夫脈浮緩而不實大手足溫而不蒸熱是已非陽明胃實正證而又不得謂之純太陰蓋脈證在虛實之間而自寓陰轉陽之機故曰是繫在太陰繫

者連屬也兩繫之辭也且見下文云大便鞕則此證必有腹滿下利可知矣浮緩非表邪而屬裏熱金匱黄疸病以寸口脈浮而緩爲其正脈是與本條相發蓋裏熱外熏而脈浮者白虎湯證是也緩之爲熱見素平人氣象靈邪氣藏府病形及平脈法手足溫一證小柴胡梔豉兩條有之則亦係內熱所致以上劉茝庭說是雖曰繫在太陰以胃中有熱濕瘀熱蒸身常發黄若小便自利者津液偏滲脾濕去而熱不内鬱故不能發黄至七八日胃中燥熱必轉屬陽明蓋此時脈之浮緩者變爲實大不必言矣而手足

之温不止温已必爲蒸蒸汗出乃大便鞕實可推知也經文舉七八日者言日數之多也

錢氏曰太陰篇云傷寒脈浮而緩手足自温者繫在太陰太陰當發身黄若小便自利者不能發黄至七八日雖暴煩下利日十餘行必自止以脾家實腐穢當去故也此以七八日大便反硬爲轉屬陽明彼以七八日後暴煩下利爲脾家實一證而各陰陽一源而分涇渭病情之變化如此寧有一定之可擬哉

令韶張氏曰此節明陽明與太陰爲表裏之義也

繫者可繫於此而亦可繫於彼

汪氏曰若其人小便自利則脾濕去而熱不內鬱不能發黃至八九日則小便所利既多而胃中燥熱已極胃燥則腸乾大便必鞕此爲轉屬陽明病乃胃實之證也若論治法宜麻人丸

傷寒轉繫陽明者其人濈濈微汗出也

此承上文而申言之上言傷寒繫在太陰要之既轉而繫於陽明其人外證不但小便利當濈濈然微汗出蓋熱蒸於內汗潤於外汗雖微而府實之證的矣

錢氏曰轉者以此轉于彼也繫連屬也濈然濈濈然微汗潤濕之貌

陽明中風口苦咽乾腹滿微喘發熱惡寒脈浮而緊若下之則腹滿小便難也

此誠陽明病兼表者不可下也口苦咽乾少陽也腹滿微喘陽明也發熱惡寒脈浮而緊太陽尚在此當先解表而後治裏若徒從裏治而遽下之則表邪乘虛內陷而腹益滿矣兼以重亡津液故小便難也案此段陽明中風指裏熱兼表者而言與太陽分風寒不同矣

中西子文曰是三陽合病之輕者也所以中風爲冒首也此蓋小柴胡湯所主也

劉茝庭曰此實係三陽合病據其脈候則專于表者也

陽明病若能食名中風不能食名中寒

此章就能食不能食辨陽明中風中寒乃承上文而起下文之辭風字對寒而言裏熱之義也言陽明中風則邪未全實猶有兼表故能食乃名之曰中風若中寒則外現熱似內實胃虛故不能食乃名之爲中寒蓋中風中寒雖均屬胃家要之非本

病證可知案陽明中寒即太陰病是也難經四十九難下邪心病論脾邪云虛爲不欲食實爲欲食是之謂也

方氏曰中寒即傷寒之互詞

尤氏曰太陽主表故有有汗無汗之分陽明爲胃府故有能食不能食之辨風爲陽而寒爲陰陽能消穀而陰不能消穀之意也

柯氏曰此不特以能食不能食別風寒更以能食不能食審胃家虛實也要知風寒本一體隨人胃氣而別

陽明病若中寒者不能食小便不利手足濈然汗出

此欲作固瘕必大便初鞕後溏所以然者以胃中冷水穀不別故也瘕音假溏音唐別彼列翻

此論陽明胃寒證中寒不能食胃虛可知手足濈然汗出者小便不利所致是水溢非胃蒸也固凝固瘕瘕聚成氏曰固瘕寒氣結積也然觀欲作二字乃是固瘕欲成未成之際也必者逆料之詞大便必初鞕後溏者其人手足濈然汗出所以津液傷而腸枯必初鞕其人胃中虛冷所以水穀存而難消必後溏所以然者總由胃中冷水穀不別故也仲景更點出胃中冷三字要人酌量溫中補胃

之治其豈可誤以寒下之藥攻之哉案此條乃是太陰病蓋太陰與陽明惟有寒熱之異而其病位則相同故冒以陽明且揭於此篇相照對以備學者伸引耳

陽明病初欲食小便反不利大便自調其人骨節疼翕翕如有熱狀奄然發狂濈然汗出而解者此水不勝穀氣與汗共并脈緊則愈（翕許及翻　奄衣檢翻）

此條文義紛糾不可解疑有錯誤姑闕以俟後賢

陽明病欲解時從申至戌上

此言陽明病解之候申酉戌即日晡為陽明乘王

之時故陽明病欲解必從其王時而愈

尤氏曰陽明潮熱發于日晡陽明病解亦於日晡則申酉戌爲陽明之時其病者邪氣於是發其解者正氣於是復也

■陽明病不能食攻其熱必噦所以然者胃中虛冷故也以其人本虛攻其熱必噦噦乙劣翻

此亦論陽明虛寒不可攻之義不能食者陽明中寒也若誤爲胃實之熱而攻之則胃陽敗絕而成噦耳則其所以然確爲胃中虛冷之故更申言之曰以其人素常屬胃冷而虛並非胃熱之實誤加

攻下則熱去蹶作矣亦戒慎之意也案此段不處方汪氏曰宜附子理中湯柯氏曰其人本來胃虛與中有燥屎而反不能食者有別也

劉茝庭曰此亦係太陰病本係不曾有手足濈然汗出更包腹滿痛等證在內

陽明病脈遲食難用飽飽則微煩頭眩必小便難此欲作穀癉雖下之腹滿如故所以然者脈遲故也（癉多滿翻又作疸）

此論陽明胃寒濕鬱證脈遲爲中寒中寒不能化

穀故非食不能飽特雖用飽耳飢時氣尚流通飽即填滯而爲煩悶是健運失度也清者阻於上升故頭眩濁者阻於下降故小便難食鬱濕瘀而身黄故曰穀癉然謂之欲作蓋將作未作之時也此非陽明熱濕發黄者比若粗工誤認以寒藥攻之則益虛其虛矣腹滿如故再出脈遲欲人從脈上悟出胃寒發黄來也此當用溫中散寒之治法矣耳

隱菴張氏曰案金匱穀疸有二證此則虛寒而冷黯者也

劉茝庭曰此證其人素胃寒有濕邪氣相鬱爲黃乃太陰病之類變而寒亦發黃者猶是鬱黷所致也後世名爲陰黃韓祗和方說殊詳

陽明病法多汗反無汗其身如蟲行皮中狀者此以久虛故也

此論陽明肌表素虛證陽明病濈濈自汗是其常也故云法應多汗今反無汗但見身如蟲行皮中狀者此以肌表久虛故也久字指未病時言四十八難曰癢者爲虛按此章舊注指爲胃氣久虛欠妥

趙氏曰蟲行皮狀者即經言身癢是也久虛者以表氣不足津液不充於皮膚腠理枯澁汗難出也若謂虛則當補畢竟陽明受邪爲病邪可補乎

汪氏曰如蟲行者癢也皮中者肌肉之間汗欲出而不得以故肌肉作癢如蟲行皮中狀猶之太陽病得之八九日以其不得小汗出身必癢也

柯氏曰此又當益津液和營衛使陰陽自和而汗出也

陽明病反無汗而小便利二三日嘔而欬手足厥者必苦頭痛若不欬不嘔手足不厥者頭不痛

陽明病但頭眩不惡寒故能食而欬其人咽必痛若不欬者咽不痛

以上二章文義轇轕不晰諸注亦割裂支離疑爲贋手竄挿今姑闕疑以不敢解釋也

陽明病無汗小便不利心中懊憹者身必發黃

此言陽明發黃之由邪熱入胃當濈濈汗出若無汗則邪不得外泄而熱蘊於內小便不利則水不得下瀉而濕瘀胃中濕瘀熱蒸不得發泄故心中懊憹而身黃必發也

方氏曰無汗小便不利則濕停懊憹濕停熱鬱也

所以知黃必發也

柯氏曰無汗小便不利是發黃之源心中懊憹是發黃之兆口不渴腹不滿非茵陳湯所宜與梔子蘗皮湯黃自解矣

陽明病被火額上微汗出而小便不利者必發黃額五

陌翻

此言陽明火攻發黃之由陽明病誤以火攻之則兩陽相薰灼氣蒸而炎上為甚汗僅微見額上津液被逼無復外布與下滲矣濕熱交蒸所以必發黃也蘗山節與上節雖水畜火攻不同然其為瘀

熱在裏則一也

喻氏曰發黃與前穀癉本同一證但彼因脈遲胃冷而得則與固瘕及噦同源而與此不同

柯氏曰非梔子蘗皮湯何以挽津液于涸竭之餘耶

陽明病脈浮而緊者必潮熱發作有時但浮者必盜汗出

案浮與緊太陽脈也潮熱陽明證也盜汗少陽證也此證脈不合似有錯誤今且存疑

舒氏曰此條據脈不足憑也況脈浮緊與潮熱脈

但浮與盜汗皆非的對必有之證也若陽明病潮
熱發作有時者當察其表之解與未解胃之實與
不實而治法即出其間若盜汗出者又當視其元
氣之虛否裏熱之盛否更辨及其兼證庶幾法有
可憑否則非法也

令部張氏曰睡中汗出如盜賊乘人之不覺而竊
去也（巢源盜汗者因眠睡而身體流汗也）

陽明病口燥但欲漱水不欲嚥者此必衄（漱所救翻又疏奏翻嚥於甸翻存也）

此析陽明邪熱迫血分之義口中乾燥與渴異今

漱水不欲咽也口中熱也若邪熱入胃中則必渴欲飲水逼血分則唯欲漱不欲嚥此邪熱獨盛於上故迫血妄行而從清道出也外臺天行衄血方引深師療脈浮大鼻中燥如此必去血鼻衄本條下一必字須衄前防衄

柯氏曰宜桃人承氣犀角地黃輩

劉茝庭曰案此條聖惠方擬以黃芩湯

中西子文曰案金匱要略亦爲瘀血之候經曰脈浮發熱口乾鼻燥者則衄亦此類也

陽明病本自汗出醫更重發汗病已差尚微煩不了了者此必大便鞕故也以亡津液胃中乾燥故令大

便鞕當問其小便日幾行若本小便日三四行今日再行故知大便不久出今小便為數少以津液當還入胃中故知不久必大便也液音亦　數如字

此論陽明誤汗亦有津液自還者不可妄攻也言陽明病本當自汗出醫誤重汗之而病差者此必以外證未盡解故也否則陽明發汗豈有病差之理乎若諸證已解而尚剩微煩一證未脫然者此必由大便鞕故也然非胃熱成實之便鞕乃以誤汗亡津液胃中乾燥故令大便鞕如此不必問其大便而當問其小便日幾行耳若前此小便日三

四行今日乃再行故知大便不久而出夫津液之在人身滲而外出者則爲汗瀦而下行者則爲小便汗與小溲本同一源今雖經汗耗小便尚多此其人胃家之津液本多可徵數少即再行之謂小便數少則津液內復還停胃中枯燥漸滋大腸漸潤故知不久必大便也蓋此通則彼塞此塞則彼通一定之理也此示人以誤治之後胃陽幸强有津液自復而病自愈者當靜以俟之不可妄爲攻下也

程氏曰本小便日三四行指重發汗時言今日再

行指尚微煩不了了時言觀一尚字知未差前病尚多今微剩此未脫然耳故祗須靜以俟津液之自還也

尤氏曰陽明病不大便有熱結與津竭兩端熱結者可以寒下可以鹹軟津竭者必津回燥釋而後便可行也茲已汗復汗重亡津液胃燥便鞕是當求之津液而不可復行攻逐其意隱然言外矣

汪氏曰病家如欲用藥宜少與麻人丸

傷寒嘔多雖有陽明證不可攻之

以下三章并論陽明不可攻之義嘔多則其氣逆

而未收斂爲實也或帶少陽故雖有陽明證愼不可攻之雖字最宜玩味

楊氏士瀛曰嘔吐者雖有陽明證謹不可下小柴胡加生薑主之

喻氏曰嘔多諸病不可攻下不特傷寒也

隱菴張氏曰嘔多胃氣虛也雖有陽明實熱之證不可攻之

陽明病心下鞕滿者不可攻攻之利遂不止者死利止者愈

陽明病邪熱入胃當必腹滿是其常也今但心下

鞕滿則爲邪氣初聚府未全實故愼不可攻之苦攻之早則下利遂不止虛陽下脫蕩附不能挽回便死若利能自止胃氣未絕如法治之使氣足陽回乃可望愈也是胃未成實而誤爲攻下之害如此豈可不愼歟

中西子文曰心下鞕滿而痛者大陷胸湯證也腹中滿痛者大承氣湯證也又少陰病自利清水色純青心下必痛口乾燥者急下之是惟以痛與否斷可攻不可攻也

陽明病面合赤色不可攻之必發熱色黃小便不利

也舊本色黃下有者字今因成本玉函刪去

此亦論陽明誤攻之害成氏曰合通也張令韶曰合皆也

面色正赤者陽氣怫鬱在表當以汗解而反下之

則熱不得越必外蒸於膚表而發熱內鬱於中土

而色黃水道不通而小便不利也

柯氏曰總因津液枯涸不能通調水道而然須梔

子蘗皮滋化源而致津液非滲泄之劑所宜矣

以上二十章論陽明病有所兼挾諸證而初

欲食及反無汗但頭眩三章蓋後人之錯也

陽明病不吐不下心煩者可與調胃承氣湯

此論胃熱心煩。諸注言陽明病未經吐下而邪熱鬱胃府之中。其氣必上熏於膈則心煩。煩者悶而熱也。蓋吐下後心煩屬虛煩。此則為實煩。然不至短氣潮熱喘滿等之劇。故與調胃承氣湯以耎堅潤燥則愈矣

錢氏曰心煩者胸中煩悗也。然煩有虛實之不同此以陽明病而未經吐下則胃中之津液元氣無損。為邪熱在胃之煩可知。但不若潮熱便硬之胃實所以不必攻下而可與調胃承氣湯也

舒氏曰按心煩一證陰陽互關。宜加細察而後用

藥調胃承氣不可輕試

大友常文曰此湯主治大承氣湯證而急迫者曰欲吐曰心煩曰不吐不下心煩皆急窘逼迫之象此所謂不吐不下者亦形容憤憤無奈之詞最曲盡其妙矣諸註爲未經吐下者非也又金匱生薑半夏湯證曰病人胸中似喘不嘔似噦不噦當與此條參看案羽州友人大友常文言姑存一說常文字子文號旭陵羽州秋田人從家君學最用力此經嘗著傷寒新編識見卓犖不肯襲前人一語未逮脫稿而其人逝矣惜夫

調胃承氣湯方

甘草二兩炙　芒消半升　大黃四兩清酒洗

右三味切以水三升煮二物至一升去滓内芒消更上微火一二沸温頓服之以調胃氣

方議既見于太陽上篇案前云少少温服之此云温頓服之同一方而服法不同隨證酌宜適中病情可見古人用意之切也兩存以資攷鏡焉

陽明病脈遲雖汗出不惡寒者其身必重短氣腹滿而喘有潮熱者此外欲解可攻裏也手足濈然汗出者此大便已鞕也大承氣湯主之若汗多微發熱惡寒者外未解也其熱不潮未可與承氣湯若腹大滿不通者可與小承氣湯微和胃氣勿令至大泄下泄私

列影

此章辨明大小承氣湯證治脉遲者必兼實大按之有力是邪熱實結阻住經隧而令然與中寒脉遲及尙未可攻之遲脉不同汗出太陽所有而不惡寒則太陽所無也身疼體痛太陽所有而身重則太陽所無也是邪實中焦所以腹滿身重滿則胃中䐜脹故短氣而喘也乃與邪氣在表而喘者不同況日晡潮熱純見裏證而不見表證此外證欲解而胃實將成也攻驗於此八者乃可攻裏無疑矣然但言可攻而不出方尚有遲回審顧之意

必俟手足濈然汗出而熱盛陽亢逼汗於四末津液知其内亡矣大便必已乾硬胃實之成確乎不易嘗妳議大承氣湯以蕩熱滌實耳蓋四支皆禀氣於胃手足汗出胃實之驗也松陵除氏曰此驗大便之鞕又一法手足濈然汗出者謂掌心汗濕也巢源活人書並有其說嘗攷以上劉茝庭說案巢源治傷寒欲下之宜摸視手掌濈濈汗濕者便可下矣若掌不汗病雖宜下且當消息溫煖身體都皆津液通掌亦自汗下之即了矣朱氏曰手掌心并腋下濈濈汗出胃中乾涸燥糞結聚龐氏曰若小便少手足心并腋下不滋潤尚未可攻之若汗多與上節汗出相照汗出爲表已解然亦有屬表者微帶發熱惡寒則邪仍

在於表可知矣其熱不潮亦與上文潮熱相應是胃熱未全實故不可輕與承氣湯當從外解總是示人以慎攻之意也若或病人患腹大滿不通者則胃家已有閼塞之徵此雖外未解亦可用小承氣湯以微和胃氣此方乃和胃之品非大下之峻劑故也勿令大泄下亦慎之之詞也蓋傷寒攻下之一途關係最鉅毫釐千里致害匪輕故仲景丁寧襯切紆餘說來有如是鋪置也學者不可輕易讀過焉

朱氏曰有心胸連臍腹大段痞悶腹中疼坐臥不

安胃悶喘急極者亦不俟他證便下之

麗氏曰其脈浮沉按之有力者宜大承氣湯

柯氏曰胃實諸證以手足汗出爲可據而潮熱尤爲親切以四支爲諸陽之本而日晡潮熱爲陽明王時也

大承氣湯方

大黄四兩酒洗○案酒洗與酒浸同益大黄酒洗過則勢力更峻而不敢傷胃以謂之醉將負矣或云爲制消之鹹寒而以酒制之然千金翼外臺於本方注並無酒洗字而不可下篇小承氣湯下乃云酒洗也知小經無酒洗二字者却係脫漏不特爲芒消也故其說不必矣

厚朴半斤炙去皮　枳實五枚炙　芒消三合

右四味以水一斗先煮二物取五升去滓內大黃更煮取二升去滓內芒消更上微火一兩沸分溫再服得下餘勿服

案調胃承氣湯曰以調胃氣本湯一投從胃氣承順故名焉

成氏曰承順也傷寒邪入胃則胃中氣鬱滯糟粕秘結壅而爲實是正氣不得舒順也寒而不利閉而不通以湯蕩滌使塞者利而閉者通正氣得以舒順是以承氣名之

劉氏完素曰大承氣者厚朴苦溫去痞枳實苦寒

泄滿，芒消味鹹而能軟堅，大黃味苦寒能泄實，痞滿燥實四證全則可用，故曰大承氣湯。小承氣者，大黃味苦寒泄實，厚朴味苦温去痞，痞實兩全可用也，故曰小承氣湯。調胃承氣者，大黃苦寒泄實，芒消鹹寒而能耎堅潤燥，甘草和平和其中，燥實堅三證全者可用，故曰調胃承氣湯。保命集

朱氏曰：問轉藥孰緊？答曰：大承氣最緊，小承氣次之，調胃承氣又次之，大柴胡又次之。仲景治法，蕩滌熱積用湯液，不用圓子藥，不可不知也。

柯氏曰：煎法更有妙義，大承氣用水一斗，煮朴枳

取五升去滓內大黃再煮取二升內芒消何哉蓋生者氣銳而先行熟者氣純而和緩仲景欲使芒消先化燥屎大黃繼通地道而後枳朴除其痞滿若小承氣以三味同煎不分次第同一大黃而煎法不同此可見仲景微和之意也

小承氣湯方

大黃四兩〇不可下篇有酒洗二字宜補蓋本經用大黃皆酒洗猶甘草炙用之例若無者係脫文說詳附錄　厚朴二兩炙去皮　枳實三枚大者炙

右三味以水四升煮取一升二合去滓分溫二服初服湯當更衣不爾者盡飲之若更衣者勿服之

飲於鴆劑

小承氣者即對大承氣而言猶大小青龍大小柴胡之例此方於大承氣湯去芒硝而減枳朴蓋病有輕重緩急藥有大小緊慢使以無太過不及之失噫仲景創法立方精義入神矣

方氏曰更衣古人致大便之恭也

劉茝庭曰案後世妙用承氣者莫如吳又可然其云注意逐邪勿拘結糞自此言一出往往有下早之誤吳氏又云三承氣功用彷彿殊欠辨晰又云功效俱在大黃餘皆治標之品也此似不知制立

之旨者然臨處之際最多所發明焉

陽明病潮熱大便微鞕者可與大承氣湯不鞕者不可與之若不大便六七日恐有燥屎欲知之法少與小承氣湯湯入腹中轉失氣者此有燥屎也乃可攻之若不轉失氣者此但初頭鞕後必溏不可攻之攻之必脹滿不能食也欲飲水者與水則噦其後發熱者必大便復鞕而少也以小承氣湯和之不轉失氣者愼不可攻也舊本脹滿下無腹字今因千金翼補訂

此承上文再申明用承氣法當裁爲五段看之黄氏說

陽明病潮熱至不可與之是一截上文云大便

巳鞕又云腹大滿不通故茲論雖大便微鞕亦有可下者也言陽明病潮熱其脈必實大有力是爲胃熱已實之候不特大滿不通可下但得大便微鞕便可與大承氣湯攻之程氏曰微鞕對大滿痛言滿痛已自覺得但微而不大耳若不鞕者胃未成實雖有潮熱亦未可攻之也若不大便至乃可攻之是一截言潮熱不見脈有摸糊豈特大便微鞕不可用雖不大便六七日亦須斟酌故有知燥屎之法言不大便六七日恐有燥屎當先與小承氣湯探之若有燥屎小承氣藥勢緩況少與之不

能宣泄必轉氣下失此爲有燥屎乃可攻之無疑矣中西子文曰少與則六七合猶爲多耳轉失氣即謂動轉失泄之氣秦氏曰必以轉失臭氣爲糞定硬是也案內經云欬而失氣又云氣與欬俱失又霍亂篇云欲似大便而反失氣仍不利者屬陽明並本條之義也若夫厥陰篇所謂轉氣下趨少腹乃欲自利之候唯腹中滾鳴而無失氣耳故與此自異矣或謂失字當作矢傳寫致誤矢屎古字通用攷脈經無失字作轉氣玉函作轉矢氣蓋此說所原也而却失于穿鑿案轉字在內之辭失字在外之義故平脈云腸鳴而轉轉即氣動金匱氣分證云腹

滿腸鳴相逐氣轉膀胱又大氣一轉其氣乃散實則失氣虛則遺溺此失氣與遺溺相對可知非腹中爲聲之謂也若不轉失氣者至與水則噦是一截論胃虛不可攻之義言若不轉失氣是胃中無燥屎但腸間燥枯故初頭鞕後必溏攻之則苦寒傷胃必致腹滿脹不能食也燥故欲飲水虛故與水則噦其後發熱至以小承氣湯和之是一截發熱即潮熱也玉函作發潮熱可以證若其後却發潮熱則是虛變爲實寒轉爲熱胃燥熱聚必大便復鞕而少也然遂是攻後故不敢用大承氣以小承氣和之不轉失氣者二句重申前戒以致丁寧之意也

周氏曰其後發熱是必日晡時作此又未盡之邪復結而轉但既攻之後所結不多只小承氣湯和之足矣

程氏知曰上條曰外欲解可攻裏曰外未解未可與承氣曰可與小承氣微和胃氣勿令大泄下此條曰可與曰不可與曰乃可攻之不可攻之曰少與小承氣曰以小承氣和之愼不可攻多少商量愼重之意

尤氏曰蓋大承氣爲下藥之峻劑仲景恐人不當下而誤下或雖當下而過下故反覆辨論如此而

又申之曰不轉失氣者慎不可攻也嗚呼仁人之
心可謂至矣
松陵徐氏曰若不大便六七日云云此以藥探之
又一法欲飲水者與水則噦寒熱相爭則噦也末
句又再申前戒聖人之慎下如此

以上三章論承氣湯證治

夫實則讝語虛則鄭聲鄭聲者重語也夫音扶 重直龍翻

此下數條并論讝語諸證斯發其端以明讝語亦
為承氣一證也實以邪言虛以正言讝脈經千金
翼作譫語古字通用讝譫者讝妄之語謂亂言無倫

數數更端其聲高朗邪氣實也鄭聲者鄭重之聲謂諄諄重複說過又說其聲微短正氣虛也（脈要精微論言而微終日乃復言者此奪氣也志聰引本條爲注）此鄭聲者重語也即仲景自註文案顏師古注漢書王莽傳曰鄭重猶言頻煩也廣韻云鄭重殷懃之意乃是此義或謂爲鄭衛之聲或讀爲重濁之重者並誤矣錢氏聞禮曰仲景云實則讝語虛則鄭聲鄭重也重語也世多不別須用外證與脈別之若大小便利手足冷脈微細者必鄭聲也大便秘小便赤手足溫脈洪數者必讝語也以此相參然後用藥萬

全矣
樓氏英曰盖神有餘則能機變而亂語數數更端神不足則無機變而只守一聲也
隱菴張氏曰愚案自此以下凡十二節皆論讝語俱以下止言讝語而不言鄭聲當知鄭聲即讝語之重複若因虛而致讝語者即鄭聲也

直視讝語喘滿者死下利者亦死

此論讝語死證直視即瞪目也精不灌目目系急而不轉也夫讝語當無死證若直視讝語者邪勝也而喘滿爲氣上脫下利爲氣下脫故皆主死設

譫語內結下傍流清水者又不可誤認死證也

成氏曰直視者視物而目精不轉動者是也若目睛轉者非直視也

程氏曰直視譫語尚非死證即帶微喘亦有脈弦者生一條唯兼喘滿兼下利則真氣脫而難回矣

發汗多若重發汗者亡其陽譫語脈短者死脈自和者不死

此論過汗亡陽轉屬陽明譫語之證上條譫語特揭其證故此併辨其脈也言太陽病發汗過多轉屬陽明又重發其汗汗多亡陽胃中燥實而譫語

柯氏曰亡陽即津液越出之互辭讝語者脈當洪大有力爲自和自和字對短字言脈與病不相背之意也是雖病甚不死若讝語脈短者爲邪熱盛正氣衰所以主死

程氏曰辨讝語者尤宜辨其脈自和字對短字言猶未失陽明之長大脈也

傷寒若吐若下後不解不大便五六日上至十餘日日晡所發潮熱不惡寒獨語如見鬼狀若劇者發則不識人循衣摸牀惕而不安微喘直視脈弦者生濇者死微者但發熱讝語大承氣湯主之若一服利則

止後服所許通循詳遵翻摩也摸末各翻陽他歷翻

千金翼〇舊本但發熱讝語下有者字非今據脈經

削正

此條舉讝語之勢重者而言傷寒當發其汗而反誤此誤下外邪內陷不解不大便五六日且至十餘日之久則是邪熱內結已深矣上篇晡日加申也日晡乃申酉之間陽明旺時也禮檀弓疏所是不定之名胃中燥實故至其旺時發潮熱已爲可下之候況不惡寒即表證罷矣獨語者即讝語也如見鬼狀邪熱熾盛正氣昏迷而妄見妄聞也大承氣湯主之此爲一段落以下就其證別劇易劇

者甚也若病之甚者其發作之時則邪熱肆虐心識昏迷令不識人循衣摸牀者言兩手無措撮空之狀皆邪熱偏勝神志俱專而失守之故也惕而不安胃熱冲膈心神爲之不寧也微喘直視呼吸短促目睛不轉胃熱津涸是病勢最劇而正亦虛甚又以大承氣湯主之不敢畏虛以養病也然已危極矣故其死生之機須於脈候決之脈弦則迢迢而長知其胃氣尚在也故可生濇則爲陰絶已成涸竭以故云死若其熱邪微而未至於劇者但發潮熱讝語耳然已潮熱讝語則不失爲陽明內

實所以前方主之也一服利止後服者蓋大承氣爲峻劑若利而邪去不可復服恐下多則再傷津液損壞元氣也故無論微劇必禁之乃戒愼之詞也案本條三證並大承氣所主治殊於條末揭方名者省文也前注家不悟以但發熱讝語一證爲本方主治與經旨左矣

趙氏曰此段當分作三截看自傷寒云云止如見鬼狀爲上一截是將潮熱讝語不惡寒不大便對爲現證下文又分作一截以辨劇者微者之殊微者但發熱讝語但字爲義以發熱讝語之外別無

他證

柯氏曰目直視不識人循衣摸牀等證是日晡發熱時事不發熱自安

陽明病其人多汗以津液外出胃中燥大便必鞕鞕則讝語小承氣湯主之若一服讝語止者更無復服

以下二章并小承氣湯證陽明病濈濈自汗是其常也今其人汗多又屬汗家則以津液外出因致胃燥胃燥則大便必鞕鞕則邪熱結實神昏氣亂所以讝語然此燥結日少非大滿大實且以汗多津耗不敢峻下故與小承氣湯以和其胃氣一服

譫語止則大便利之互辭若過服恐而傷津液也

松陵徐氏曰譫語由便鞕便鞕由胃燥胃燥由汗出津液少層層相因病情顯著

劉茝庭曰是證津液受傷似是調胃所宜然多汗本陽明所因有則其有滿實盡寓之言外者耳

陽明病譫語發潮熱脉滑而疾者小承氣湯主之因與承氣湯一升腹中轉氣者更服一升若不轉氣者勿更服之明日又不大便脉反微濇者裏虛也爲難治不可更與承氣湯濇音色

陽明病譫語潮熱胃實宜攻下可知但診之而其

脈滑疾仍不宜大攻下也大承氣湯條云脈遲此云滑而疾是兩相對待之詞蓋脈遲爲胃實已成應攻之候而今乃滑疾猶是帶數雖熱盛於裡爲胃實未成故小承氣湯消熱調津足以已病矣因與以一升許湯入腹中而果轉失氣則知腸中有燥屎因劑小未能遽下所轉下者但屎之氣耳斯可再服一升以促之可自下也若不轉失氣其虛實未易探令勿更與服俟明日仍不大便診其脈仍滑疾則更服之令脈反變滑疾爲微濇此裏虛無氣不能承送雖有熱實不可攻之故云難治案

經文腹中轉氣據成氏注意乃湯入腹中轉失氣之略語承上章而省文也且脈經作轉失氣玉函作轉矢氣並可徵終不得與厥陰轉氣同看也

程氏曰滑疾雖陽盛之診然流利不定終未着實主以小承氣湯尚在試法之列果轉失氣則知腸中有結屎因劑小未遽下所下者屎之氣耳不妨更服以促之

令韶張氏曰明日不大便而脈反微濇者邪熱實而正氣虛微爲氣虛濇則無血此胃氣虛於裏雖有熱實不可攻之故爲難治

汪氏曰大抵此條病但云難治其非不治之證明矣如欲用藥還宜補瀉兼施之劑

陽明病譫語有潮熱反不能食者胃中必有燥屎五六枚也若能食者但鞕耳宜大承氣湯下之

此承上文潮熱譫語以能食不能食辨燥結之微甚也陽明病而譫語潮熱邪實於胃下證已具也惟從實之微甚有攻之輕重故下文別之反字對能食而言不必深講剗鑿蓋既不能食則腸胃填實故知有燥屎五六枚故也若能食則未有燥結但是硬大便耳案能食者此小承氣調胃承氣所

注宜臨證酌量宜大承氣湯下之七字當移必有燥屎五六枚也下看乃倒裝法前注家或以爲錯誤或謂併二證大承氣所主即乖矣或問燥屎當在腸中今云胃中何也曰此猶熱結膀胱血家實之類徐大椿曰言胃則腸已該矣魏氏曰胃中必有燥屎五六枚阻塞於胃底腸間二說得之

松陵徐氏曰能食非真欲食不過粥飲猶入口耳不能食則穀氣全不近腸胃實極故也

黍氏曰反不能食此腸胃中塡實無餘地納穀即大實大滿互詞故斷其必有燥屎五六枚宜大承

氣湯主之若能食者但硬大便未必有乾結燥屎未可用大承氣湯

周氏曰案大承氣湯宜單承燥屎五六枚來何者至於不能食爲患已深故宜大下若能食但鞕未必燥屎五六枚尸氣原是帶說只宜小承氣湯可耳

陽明病下血讝語者此爲熱入血室但頭汗出者刺期門隨其實而寫之濈然汗出則愈

此論婦人陽明病熱入血室證蓋因上文讝語而及之也陽明病下血讝語者此胃實熱結迫血下

奪血室隨空邪因乘入故頗與經水適來適斷證不同汪氏曰仲景云下血乃經水交錯妄行又不問而自明矣但頭汗出者瘀熱在裏不得外越而上蒸故也張令韶曰夫血即汗汗即血血失于下汗自不能周遍故但頭汗出亦通此熱入血室下血讝語必不得與有等胃實同治故當服藥之外兼刺期門以泄其實則邪熱潰散正氣振發濈濈然汗出而解此段不處方蓋亦茈胡所宜然既云陽明則必有滿實不妨少從下例也案此條證舊注或以為男女俱有之證蓋太陽篇中熱入血室

三證并冠婦人字而此條却無之乃其說所由起也然血室即子宮詳見太陽下篇且金匱婦人雜病篇已有此條脈經婦人證中亦載之則其爲婦人病而非男子病較然無疑矣

郭氏曰此是婦人證

錢氏聞禮曰陽明頭汗譫下血看病幾日過經未先刺期門續下之盡爲內熱有燥屎傷寒百問歌

汗出譫語者以有燥屎在胃中此爲風也須下者過經乃可下之下之若早語言必亂以表虛裏實故也下之愈宜大承氣湯

此論因下早致讝語也言汗出而後讝語者係太陽之邪轉屬陽明者乃以邪熱搏實燥屎結於胃中故也陽明病法多汗然本證初汗出恐風寒之邪在表未罷故曰此為風也脈經千金翼汗出下有而字即知其自太陽也此雖須下者俟日數過多表邪已去而當始議下也今乃下之太早則致外邪內陷熱盛神昏而讝語矣語言必亂者即讝語之注腳非複語也肌表無邪是表虛邪熱在裏是裏實表虛者非衰虛之虛蓋以邪皆陷裏表空無邪邪皆在裏故謂之表虛裏實也此當與大承

氣湯以下燥屎逐結熱案此條叵解愚姑曲爲之釋義未免隔靴搔痒舒氏曰通篇不合理是必後人之謬是說有理矣

傷寒四五日脈沉而喘滿沉爲在裏而反發其汗津液越出大便爲難表虛裏實久則讝語

此論因誤汗致讝語也傷寒四五日正邪熱傳裏之時況脈沉而喘滿裏證已具脈沉即爲病在裏之診程氏曰喘而腹滿爲純裡今之喘滿此在下也特以脈沉斷爲在裏若反發其汗則津液揚越而出於外是以內燥而大便爲難爾雅釋言越揚

也郭云謂發揚此邪皆去表而陷入於裏故又曰表虛裏實久則屎燥胃實必發讝語

常氏曰裏實讝語者謂胃承氣湯

秦氏曰仲景雖不立方然微和胃氣躍如言內

隱菴張氏曰合上兩節同是表虛裏實一言過經乃下一言久則讝語其慮終謀始之意爲何如耶

以上十章論讝語胃實屬承氣證

三陽合病腹滿身重難以轉側口不仁而垢讝語遺尿發汗則讝語甚下之則額上生汗手足逆冷若自汗出者白虎湯主之○垢古厚翻屎奴弔翻額五陌翻讝語下甚字舊本所無今據

玉函

訂補

此論三陽合病而邪聚於陽明者為多故承上文讝語以列於此三陽合病者太陽少陽陽明相合而為病也腹滿者熱結於裏也身重者熱邪熾盛也張令韶曰腹滿身重難以轉側宜一氣講言因腹滿身重故難以轉側也口不仁者口中不和也靈樞經曰胃和則口能知五味矣邪在半表半裏則為口苦今乃入胃中熱邪上攻故口不仁而無知覺也面垢者熱邪蒸越陽氣不榮于面也朱氏曰其面如塗油煩纂云面垢者陽證也一名面塵若塵埃之著面熱盛於胃則讝語

熱迫膀胱則遺尿矣綴曰凡遺尿者小便自出而不知也大抵熱盛神昏者可治也證雖屬於三陽而熱皆聚胃中故當從陽明熱證主治也若發汗偏攻太陽則津液愈竭而胃熱愈深必讝語益甚若攻下偏攻陽明則額上生汗汗出不流手足厥冷必成亡陽之證此既不宜於汗下惟白虎一湯以大清胃熱急救津液斯可也然當審其自汗出者而始爲陽明的證若無自汗表猶未解白虎難更用矣

柯氏曰裏熱而非裏實故當用白虎而不當用承

氣此自汗出爲内熱甚者言耳接遺尿句來若自汗而無大煩大渴證無洪大浮滑脈當從虛治不得妄用白虎若額上汗出手足冷者見煩渴譫語等證與洪大之脈亦可用白虎湯

錢氏曰以三陽合病而見證如此之劇既有少陽并受之邪汗下皆在所禁若雖見前三陽諸證而又自汗者知太少之邪已減獨歸併于陽明之裏篇首所謂身熱汗自出又所謂陽明病法多汗者是也邪熱在裏既不須汗又不堪下故以白虎湯主之

二陽併病太陽證罷但發潮熱手足漐漐汗出大便難而讝語者下之則愈宜大承氣湯

此言二陽併病須太陽罷方可攻之意二陽併病太陽證罷是無表證潮熱汗出便難讝語熱已結於裏況四肢皆禀氣于胃手足漐漐汗出爲胃中熱實之徵故宜大承氣湯下之則愈

柯氏曰太陽症罷是全屬陽明矣先揭二陽併病者見未罷時便有可下之症今太陽一罷則種種皆下症

陽明病脈浮而緊咽燥口苦腹滿而喘發熱汗出不

惡寒反惡熱身重若發汗則躁心憒憒反讝語若加溫針必怵惕煩躁不得眠若下之則胃中空虛客氣動膈心中懊憹舌上胎者梔子豉湯主之若渴欲飲水口乾舌燥者白虎加人蔘湯主之若脈浮發熱渴欲飲水小便不利者豬苓湯主之憒公對切怵丑律切惕他歷切

此又論明三陽合病證治裏熱較多故冠以陽明其不言合病者蓋詳證而略名也脈浮而緊太陽脈也咽燥口苦少陽證也腹滿而喘發熱汗出不惡寒惡熱身重者陽明證也然曰發熱則不是全陽明徵帶太陽且始惡寒而今乃惡熱故加一反

字是三陽並見表裏混淆最難處治若據脈攻表則津液燥爍邪熱內甚煩躁而心中憒憒反讝語成氏曰憒憒者心亂若誤加溫針則陽氣內亡是以怵惕煩躁不得眠怵惕驚動貌徐大椿曰即前以火逼汗亡陽驚狂之意若據證下之則胃中空虛客氣邪熱擾動胸膈心中懊憹而舌上生胎宜與梔子豉湯以清熱鬱焉詳從前梔豉諸證並無言胎者此又不言何色以意揆之熱客於胸中胃邪未實其色猶未至於黃燥焦黑必是白中微黃耳若渴欲飲水此句卻接上文不惡寒反惡熱身

重句喻氏曰四段總項首段是也此證宜白虎加人蔘湯殆與前三陽合病用白虎湯同一理也皆脈浮發熱言脈緊去而但浮乃雖證屬裏非胃實之診發熱而不汗出是水畜於裏之故渴欲飲水即水飲停畜津液不布所致此邪氣入裏與飲相併以爲關熱益以其有水不敢爲胃實也故宜豬苓湯潤涼滲利之劑柯氏曰上段根首段諸證此段又根上段飲水來諸注以若渴已下文爲下後證非是案脈浮乃裏熱之候與白虎湯證浮脈同義但彼無水耳注家或謂浮當沉字或改作不浮

胃失之矣又此章連用五若字見仲景設法禦病之詳蓋本證既不宜於汗下最難措手而其胃中有熱者主白虎湯畜水者主豬苓湯總無非爲胃惜津液既不肯令胃燥亦不肯令水漬入胃仲景之妙義至矣哉

柯氏曰上文是陽邪自表入裡下文則自淺入深之證也燥渴欲飲是熱已入胃尚未燥鞕用白虎加人蔘湯瀉胃熱而扶津液全不涉汗吐下三法

金鑑曰若脈浮不緊證無懊憹渴欲飲水口乾舌燥者爲太陽表邪已衰陽明燥熱正甚宜白虎加

人蔘湯滋液以生津若發熱渴欲飲水小便不利者是陽明飲熱並盛宜猪苓湯利水以滋乾

尤氏曰五苓猪苓並治脈浮發熱渴而小便不利之症然五苓則加桂枝朮而治太陽猪苓則加滑石阿膠而治陽明蓋太陽為表其受邪也可以熱發可以辛散陽明為裏其氣難泄其熱易蓄其發散攻取自與太陽不同是以五苓散加辛甘溫藥以行水猪苓湯加甘鹹寒藥以利水也讀書記

猪苓湯方

猪苓去皮　茯苓　澤瀉

阿膠　滑石碎各一兩

右五味以水四升先煮四味取二升去滓內阿膠烊消溫服七合日三服烊余章翻

此於五苓散去桂枝朮加阿膠滑石蓋五苓散行表裏諸證故溫散以行水此乃專屬裏證故潤涼以利水也利水雖同寒溫迥別後人或以脈證相似致謷謷聚訟殊未達仲師制立之旨也

方後烊消外臺作烊銷蓋銷消古字通用

劉茝庭曰金匱曰諸病在藏欲攻之當隨其所得而攻之如渴者與豬苓湯餘皆倣此尤氏曰無形

之邪入結於藏必有所據水血痰食皆邪藪也如渴者水與熱得而熱結在水故與猪苓湯利其水而熱亦除若有食者食與熱得而熱結在食則宜承氣湯下其食而熱亦去若無所得則無形之邪豈攻法所能去哉此解極覈仍更表之

陽明病汗出多而渴者不可與猪苓湯以汗多胃中燥猪苓湯復利其小便故也

此承上文而申猪苓湯之禁陽明病法當多汗若汗出多而渴者胃中之津液外泄矣其渴固所宜然是當白虎加人蔘湯急救津液雖小便少不可

與豬苓湯。蓋以汗多胃燥。無水不能下行。乃水涸之小便少。非水畜之小便不利也。恐豬苓滲泄之劑。更利其小便。則益竭津液。而助胃燥矣。故深戒之也耳。

成氏曰。鍼經曰。水穀入於口。輸於腸胃。其液別爲五。天寒衣薄。則爲溺。天熱衣厚。則爲汗。是汗溺一液也。汗多爲津液外泄。胃中乾燥。故不可與豬苓湯利小便也。鍼經文出五癃津液別論

柯氏曰。汗多而渴。當白虎湯。胃中燥。當承氣湯。具在言外。

以上四章論合併病邪專於陽明者而後一
章承前條豬苓湯以申其戒也

脈浮而遲表熱裏寒下利清穀者四逆湯主之（清圊同）

此舉表熱裏寒證以辨陽明之有虛寒也脈浮而遲浮則雖熱在表而遲則知陰寒在裏陰盛格陽于外而表熱也虛陽在外故脈浮陰寒在裏故脈遲所以下利清穀此為真寒假熱故與四逆湯以温裏散寒案陽明病屬胃中熱實而此證却屬虛寒乃虛中有實實中有虛之義也

劉廉夫曰案此其實少陰病而假現汗出惡熱等

陽明外證者故特揭出斯篇方氏云此疑三陰篇錯簡恐不然也

陽明病若胃中虛冷其人不能食者飲水則噦（歲今月稱）

○舊本無胃首陽明病三字今從脈經校定胃中虛冷下其人二字亦所無今因玉函脈經千金翼補訂

此亦承上文揭中焦虛寒證乃太陰病也蓋冠以陽明病則必有腹滿痛等證可知其人不能食因胃中虛冷穀不消故也若誤認胃實不食而與水則水寒相搏是以發噦仲景雖不言方宜理中輩大温之更無他策也

汪氏曰此承上文裏寒而言且下利之後亡津液

而恐水遂歛之以水水寒相搏氣逆而亦為噦也

以上二章釋陽明有虛寒證

脉浮發熱口乾鼻燥能食者則衄

此陽明病熱盛于上者就能食而辨之也脉浮發熱表尚有存者而口乾鼻燥邪逆于上經曰陽明病口燥但欲漱水不欲嚥者此必衄且能食則知胃實未全成邪熱上騰而迫血分也蓋邪熱亦隨之而洩外臺引深師療脉浮大鼻中燥如此必去血鼻衄辨脉法脉浮鼻中燥者必衄亦足以徵矣令韶張氏曰能食者則衄言病不在胃非因能食

而致衄也

陽明病下之其外有熱手足溫不結胸心中懊憹飢不能食但頭汗出者梔子豉湯主之

此陽明誤下邪鬱于胸者就不能食而辨之也陽明病雖應下然表未罷而下之早則邪熱內陷然其熱未于外而不潮所謂身熱不去也手足但溫而無濈然之汗則未全入胃且胸無水飲相得故不結胸但心中懊憹者誤下後邪鬱于胸而為虛煩也胃虛熱格故飢不能食熱鬱氣蒸故但頭汗出所謂劑頸自汗也此胸胃無實結宜與梔子豉

湯以清解胸鬱矣

成氏曰熱自胸中熏蒸於上故但頭汗出而身無汗也

陽明病發潮熱大便溏小便自可胸脇滿不去者與小柴胡湯（溏唐音）

此論胃實而邪猶存少陽者言陽明病潮熱爲邪入胃之候當大便鞕而小便數今大便溏小便自可則胃熱未實而水穀不泌也况胸脇滿不去則少陽之邪猶未悉罷故宜先與小柴胡湯以和解之

錢氏曰蓋陽明雖屬主病而仲景已云傷寒中風有柴胡證但見一證便是不必悉具故凡見少陽一證便不可汗下惟宜以小柴胡湯和解之也

山田宗俊曰凡云與者皆權用之義與曰主之者不同也

陽明病脇下鞕滿不大便而嘔舌上白胎者可與小柴胡湯上焦得通津液得下胃氣因和身濈然汗出而解

此論少陽而似胃實者言不大便雖屬陽明嘔則少陽證且鞕滿在脇而不在腹舌胎白而不黄黑

皆爲邪在少陽而未實于胃之候故須小柴胡湯以和解之上焦得通四句申明小柴胡之功效如此氣通津下胃氣因和便從裏出汗從表出而邪自渙然冰釋矣是雖便鞕似胃實所以不敢要攻下也活人書濈然作淡然

錢氏曰少陽之邪得解則胸邪去而其嘔自止脇邪平而硬滿自消無邪氣間隔於中則上焦之氣得以通行無滯故胃中之津液得以下流而大便自通胃氣因此而和遂得表裏暢達通身濈然汗出而解矣

程氏曰上焦得通照脇下鞕滿言津液得下照舌胎與嘔言胃氣因和照不大便言上條陽明病從潮熱上見此條陽明病從不大便上見

劉茝庭曰上條是胃實而邪猶存少陽者是少陽而似胃實者兩條對示乃與太陽中篇四逆條同例

陽明中風脈弦浮大而短氣腹都滿脇下及心痛久按之氣不通鼻乾不得汗嗜臥一身及面目悉黄小便難有潮熱時時噦耳前後腫刺之少差外不解病過十日脈續浮者與小柴胡湯脈但浮無餘證者與

麻黃湯若不尿腹滿加噦者不治。嗜音示噦於月翻○舊本無面目之面字今據玉函成本補

此亦辨釋三陽合病邪專聚於少陽者也曰陽明中風即兼表可知脈弦少陽也浮太陽也大陽明也腹都滿言偏腹皆滿也滿甚而氣息不利故短氣也脇下及心痛即少陽所謂胸脇滿痛也久按之氣不通言不按已自短氣若久按其心腹則氣愈不通蓋言其邪氣充斥也鼻乾熱壅于上也嗜臥熱偏于身也周氏注辨脈云自臥與嗜臥大別嗜臥者倦欲卧而究竟不能安寢故曰嗜也一身

及面目悉黃者總是因不因汗泄怫鬱不得越熱
撚而鬱於裏故也小便難者邪熱閉塞三焦氣化
不行也若小便利則不能發黃矣潮熱者陽明裏
實也時時噦者邪熱傷胃胃氣不通氣逆而作噦
也耳前後腫風熱上壅所致蓋亦發頤類刺之小
差者此等邪熱擁盛現證錯雜殆非藥力之可獨
治故當外施刺法以洩其邪必病勢小差柯氏曰
小差句言內能俱減但外證未解非刺耳前後其
腫小差之謂也若雖內勢漸殺外證不解俟病過
十日而脈續弦浮大則猶是邪之聚於少陽者爲

多宜與小柴胡湯以和解之曰脈續浮而不曰弦浮大者蓋係省文程氏曰脈續浮者句接弦大之浮是也無餘證句接外不解句來若脈但浮而不弦大更無餘證則上文諸證悉罷是內邪去而外有未解者當與麻黃湯以發其汗程氏曰脈但浮者減去弦大之浮不得汗之外無餘證也亦是若不尿腹滿加噦是接耳前後腫來此是內不解故小便難者竟不尿腹都滿者竟不減時時噦者更加噦矣胃氣已竭而三焦不復流通非不治之證而何案此條難讀從來注家糊塗不析愚今攷經

文參諸說以竊爲之解如此

隱庵張氏曰朱氏曰此與太陽篇中十日以去胸滿脇痛者與小柴胡湯脈但浮者與麻黃湯同一義也

程氏曰此條證以不得汗三字爲主蓋風熱兩壅陽氣重矣怫鬱不得越欲出不得出欲入不得入經纏被擾無所不至究竟無宣泄處故見證如此

柯氏曰本條不言發熱看中風二字便藏表熱在內外不解即指表熱而言即暗伏內已解句病過十日是內已解之互文也

陽明病自汗出若發汗小便自利者此爲津液內竭雖鞕不可攻之當須自欲大便宜蜜煎導而通之若土瓜根及大猪膽汁皆可爲導竭巨列翻

此條乃詳言導法以補下法之未逮也陽明病或自汗出過多或發汗已甚大便既鞕小便斯數此猶黃河既瘀淸淮反漲之理也故知其爲津液內竭蓋汗泄於外溺去於下皆內耗其津液故云竭也然此胃熱已去而無滿痛之苦惟腸中燥枯耳故雖大便鞕不可妄施攻下當須自欲大便須俟也言必待其自欲大便而後蜜導通之亦因勢利

導之法也若土瓜根及豬膽汁皆可爲導者於收其潤竅滋燥之義非有他意也案此條當在後承氣諸類中蓋錯簡在此

柯氏曰連川三自字見胃實而無變證者當任其自然而不可妄治更當探苦欲之情于欲大便時因其勢而利導之不欲便者宜靜以俟之矣

尤氏曰總之津液內竭之人其不欲大便者靜以需之其自欲大便者則因而導之仲景成法後人可以守之而無變也

張氏曰凡係多汗傷津及屢經汗下不解或尺中

脈遲弱元氣素虛之人當攻而不可攻者並宜導法

蜜煎方

食蜜七合○成本玉函千金翼無食字案證類本草陶隱居曰木蜜呼爲食蜜懸樹枝作之色青白樹空及人家養作之者亦白而濃厚味美蘇頌曰食蜜有兩種一種在山林木上作房一種人家作窠檻收之其蜂甚小而微黃蜜皆濃厚而味美

右一味於銅器內微火煎當須凝如飴狀攪之勿令焦著欲可丸併手捻作挺令頭銳大如指長二寸許當熱時急作冷則鞕以內穀道中以手急抱欲大便時乃去之飴延智翻攪古巧翻著直畧翻捻奴協翻。挺徒鼎翻。趙岐孟子注曰挺拔也鋭俞[illegible][illegible]內穀道中之內音納抱持也○舊本乃去之下有疑非仲景意已試甚良九字今據武本玉函千金翼删訂

豬膽汁方今因成本別提售本附于前方後

大豬膽一枚瀉汁和少許法醋以灌穀道內如一食頃當大便出宿食惡物甚效史孟嘗君傳出如食頃秦追果至案食頃一切經音義引考聲云少選也食頃可一食間也

土瓜根方舊本缺今据肘後方治大便不通方補添

土瓜根採根擣汁筒吹入肛門內取通汪氏曰按土瓜即王瓜月令四月王瓜生即此也李東璧曰其根作土氣其實似瓜故名土瓜金鑑曰土瓜即俗名赤雹也

案導法用蜜用豬膽汁用土瓜根倶取潤肛之義程氏曰蜜與土瓜根大豬膽汁皆可者勢因其便無煩難也此說似切貼若謂津枯用蜜燥結用膽擇而施之則悖矣又後世更有用皂角諸品者徒覺多事矣然蜜煎蘸香油納入穀道中豬膽或用竹管鵝管灌入汁之類此皆後人善於推廣仲景之法者也詳見許氏宏內臺方議李氏梴入門吳氏綬蘊要等書宜參看也道興治疾方取豬膽以葦筒一頭內膽中繫一頭內下部灌立下治疾方係北齊治平中伊闕碑刻見金石萃編夫仲景之三承氣大柴胡下法備矣而又設導法者津液內竭未見實滿諸

證惟不過便鞕而已此病在下而不在內又且所結甚微葢下藥所過未有不倒人元氣者故乃制此外治之法以裨下法之未逮聖人愛護之心無所不至奈何粗工率意妄投視人命如草芥乎

陽明病脈遲汗出多微惡寒者表未解也可發汗宜桂枝湯

此太陽陽明併病自表開者脈遲汗多當責邪在裏微惡寒則知表未悉解故當與桂枝湯以發其汗乃先表後裏之法也

錢氏曰汗出多者太陽中風已是陰弱而汗自出

矣而陽明證又法當多汗二證兼併故汗出多也
邪氣已屬陽明故雖惡寒而亦微也

陽明病脈浮無汗而喘者發汗則愈宜麻黃湯

此亦太陽陽明併病自表閉者脈浮表病脈也無汗而喘表閉不泄之證也是太陽之邪未悉入裏猶在表也故宜麻黃湯發其汗此亦先表後裏之法乃與太陽中篇曰太陽與陽明合病喘而胸滿者不可下宜麻黃湯同義案桂麻二湯在太陽爲表閉表開者之別即邪氣併陽明亦以汗出無汗分其治仲景矩矱秩然不紊如此

程氏曰條中無一陽明證云陽明病者胃已實而不更衣也又曰條中一可字一愈字俱對陽明病三字言陽明病不可發汗如此之陽明病亦可發汗汗法為太陽設此處發汗不特太陽病愈表邪散而府中之壅滯亦通矣

以上八章論釋陽明病兼外證者但柴煎一條疑從承氣諸類中之錯也

陽明病發熱汗出者此為熱越不能發黃也但頭汗出身無汗劑頸而還小便不利渴引水漿者此為瘀熱在裏身必發黃茵蔯蒿湯主之（漿音將　瘀音於）

此論陽明濕熱發黄證治陽明病發熱汗出者爲熱越小便若利大便因鞕不能發黄也但頭汗出者熱鬱於内而不得外越但蒸于上故頭汗出而劑頸以還無汗也小便不利者濕蓄膀胱而不能下滲也渴引水漿者熱灼胃府而津液不輸也瘀熱在裏身必發黄者水濕内瘀熱氣熏蒸兩邪交鬱不能宣泄故盦而身必發黄也茵蔯蒿湯乃清熱攘濕之劑斯後竅一通小便隨利濕熱散而黄自去矣案此條當移于後發黄諸類中今在此者蓋編次之錯也

錢氏曰邪熱熾盛而三焦不運氣化不行故小便不利水濕不得下泄且胃熱枯燥而渴引水漿則水濕又從上入其濕蒸鬱熱瘀蓄在裏故身必發黄其濕熱之邪急宜攘逐故以茵蔯蒿湯主之

劉茝庭曰此條不言腹滿不大便者省文也

茵蔯蒿湯方

茵蔯蒿六兩　梔子十四枚擘　大黄二兩去皮

右三味以水一斗二升先煮茵蔯減六升内二味煮取三升去滓分溫三服小便當利尿如皂莢汁狀色正赤一宿腹減黄從小便去也舊本分溫三服脫溫字今

據可下篇及玉函金匱外臺校補又一斗二升金匱及玉函成本作一斗劉茝庭曰水一斗二升煮至三升殊覺過濃二升二字無者爲勝

本草茵蔯主熱結黃疸梔子清熱大黃泄瘀三物相藉以蠲除濕熱也

方後先煮茵蔯減六升以茵蔯爲主藥也

劉茝庭曰茵蔯爲清熱中之燥藥故的解濕熱又此湯用後大便必利胃熱能散則濕自小便去故如皂角汁狀以濕即水類也

張氏曰方中用大黃者取佐茵陳梔子建驅除濕熱之功以利小便非用下也然二便有偏阻者有

因前竅不利而後竅亦爲不通者如陽明證不更衣十日無苦渴者與五苓散一條非濕熱挾津液下滲膀胱而致大便燥結不通耶此因濕熱搏聚小便不利致腹微滿故少與大黃同水道藥開泄下竅則二便俱得通利而濕熱勢殺得以分解矣

陽明證其人喜忘者必有畜血所以然者本有久瘀血故令喜忘屎雖鞕大便反易其色黑者宜抵當湯下之畜敕六翻易以豉翻

此章釋畜血證治以屬其胃實類證故舉于此不曰陽明病而曰陽明證者此隨宜構文耳若強別

之却屬膠見喜忘即善忘也外臺作善忘錢氏曰喜忘
者語言動靜隨過隨忘也素問調經論曰血并於
下亂而喜忘蓋心賴血以養血活則靈今血畜於
下則心竅易塞而識智昏故應酬問答必失常也
本有久瘀血乃謂有積久之瘀血在裏非此時始
得也病屬陽明故屎鞕以血與糟粕共併故大便
反易其糞必黑者所謂黑黏如漆是也血瘀久而
自下則其色必黑徐大椿曰大便反易血性滑利
其色必黑浮血亦有隨便而下者不用桃核承氣
湯而用抵當湯者以久瘀血故也案畜血一證既

詳于太陽篇中而斯再揭出之者非敢有二證蓋見其病自太陽失汗得之而爲其證則實屬陽明也乃在太陽驗小便之利與不利在陽明驗大便之黑與不黑蓋更互言之以諭人鳴丁寧親切其亦至矣哉

吳氏有性曰大小便畜血便血不論傷寒時疫盡因失下邪熱久羈無以由泄血爲熱搏留于經絡敗爲紫血溢于腸胃腐爲黑血便色如漆大便反易者雖結糞得瘀而潤下也

以上二章上節論發黄下節論瘀血而首章

疑當移于後發黄條中中西子文曰下節當移于上條陽明下血讝語云云下以為一類

陽明病下之心中懊憹而煩胃中有燥屎者可攻腹微滿初頭鞕後必溏不可攻之若有燥屎者宜大承氣湯

以下五節并論大承氣湯證而釋燥屎可攻之義也陽明病法當下之然下之太早或用下失法則邪熱未盡燥屎復鞕心中懊憹而煩者是屬實煩當再下之若其腹微滿而非大滿大便初鞕後溏者則是胃中無燥屎心中懊憹自屬虛煩乃梔子

豉湯輩所主也故不可攻之誤攻則恐致脹滿不能食飲水則噦等逆矣若有燥屎者宜大承氣湯

程氏曰末句乃申可攻句以決治法

錢氏曰察其脈證若舌胎黃黑按之而痛者或脈大沉實者乃胃中有燥屎可攻之證也

程氏知曰便鞕與燥屎不同便鞕者大便實滿而鞕燥屎者胃中宿食因胃熱而結爲燥丸之屎也故便鞕猶有用小承氣者若燥屎則無不用芒消之鹹寒也

柯氏曰腹微滿猶是梔子厚朴湯證

病人不大便五六日繞臍痛煩躁發作有時者此有燥屎故使不大便也

此又承上文辨明胃中有燥屎之徵也不大便五六日則大便必結爲燥屎之候也臍者腹之中央內居大腸繞臍而痛乃燥屎繞于腸中澁滯欲出不能之狀也煩躁發作有時者是日晡潮熱之時也一說金鑑曰燥屎穢熱上攻則煩躁不攻則不煩躁故發作有時也亦通凡詳此諸狀則知其有燥屎使不大便也即宜大承氣湯不俟言矣案上文論大承氣湯證曰潮熱曰讝語曰手足汗出曰

轉失氣其法備矣而此再舉燥屎諸候可見證狀多端醫者不可不變通而診治之也

隱庵張氏曰不言大承氣湯者省文也上文云若有燥屎者宜大承氣湯此接上文而言此有燥屎則亦宜大承氣湯明矣

病人煩熱汗出則解又如瘧狀日晡所發熱者屬陽明也脈實者宜下之脈浮虛者宜發汗下之與大承氣湯發汗宜桂枝湯山田宗俊曰玉函又作復是復反也所許通

此表罷當攻之義蓋前後文並論承氣證而不及脈故此言憑脈辨證之法也病人得汗後煩熱已

解發緩曰煩熱者因發熱而煩擾不安也煩熱又見梔豉湯條又更加瘧狀日晡發熱者即潮熱也是表邪將盡未盡而屬陽明審矣如瘧狀即謂潮熱之作緩有時不爽也然表裏之分當以脈辨之若脈實大有力者爲邪熱已實於胃故宜攻下之若脈但浮而不實大者爲表邪猶未解故宜汗解之脈浮虛之虛字對脈實者言非虛弱之虛也下之與承氣汗之宜桂枝曰與曰宜者並酌量之辭也

山田宗俊曰如瘧狀即是潮熱但以其斯時而發言之非寒熱交作也

松陵徐氏曰一症而治法逈別全以脈爲憑此亦從脈而不從症之法

大下後六七日不大便煩不解腹滿痛者此有燥屎也所以然者本有宿食故也宜大承氣湯

此釋下後有燥屎者可再攻之義言大下之後六七日之久復不大便者前誤大下徒傷其胃津而不能蕩盡邪實故宿燥隱匿有未悉去大便復閉邪熱而集且併六七日內所食之物又爲宿食六七日字最宜着眼是以煩不解而腹反爲滿痛乃胃實之明徵也是下之未盡仍當以大承氣湯下

之即此而推之不獨未下可用大承氣即大下之後不妨重用之也然必素稟強壯者而後有此證非本虛質弱者之所能得也案大下即誤下此經文稱大下者皆是指誤治或曰前此之下未爲合則不成結胸與痞等證乎是殆似知常而不達變者焉

舒氏曰所言有宿食者即胃家實之互辭

程氏曰煩不解指大下後之證腹滿痛指六七日不大便後之證下後亡津液亦能令不大便然煩有解時腹滿不痛可驗

方氏曰煩不解則熱未退可知腹滿痛則胃實可診故曰有燥屎

病人小便不利大便乍難乍易時有微熱喘冒不能臥者有燥屎也宜大承氣湯易以豉翻

前條下後不大便有燥屎者可下此條大便乍難乍易有燥屎者亦可下也言病人小便利而大便鞕此有燥屎乃其常也今者小便不利大便乍難乍易却有燥屎何也是雖小便不利非下焦蓄熱氣化不行乃燥屎阻住經隧之所致也小便不利故大便乍難乍易乍易者新屎得潤而旁流乍難

者燥屎不動而阻留時有微熱潮熱之餘也喘且冒者屎氣不行邪熱上擾也胃邪實滿喘冒不寧故不能臥經云胃不和則臥不安是既微熱時作喘冒不臥乃燥屎明徵自當逐下裏實爲急故以大承氣湯主之安可復以小便利屎定鞕始可攻之常法拘哉蓋燥屎爲病見證多端難以一二盡拘故歷歷敘之而此即爲識燥屎之變法醫人不可不知也

尤氏曰小便不利者其大便必溏而有燥屎者水液難還入胃猶不足以潤之故大便乍有難時而

亦作有易時也

錢氏曰若驗其舌胎黃黑按之痛而脈實大者有燥屎在內故也宜大承氣湯

食穀欲嘔屬陽明也吳茱萸湯主之得湯反劇者屬上焦也

上節並論胃實證此却言胃虛證以別嘔有上下寒熱之不同也食穀欲嘔者中焦虛寒不能消穀使下行也然觀欲字則但有欲嘔之意而實未嘗嘔是無力作嘔乃屬胃中虛寒可知矣故曰屬陽明當以吳茱萸湯溫中降逆矣醫心方引極要方云嘔吐有兩種一

者積熱在胃嘔逆不下食者積冷在胃嘔逆不下食若得湯而反加劇者是屬上焦少陽之嘔而非陽明之嘔也詳下文劉茝庭說得湯與服湯稍自別可攷案厥陰篇乾嘔吐涎沫者用本方而其次條乃云嘔而發熱者小柴胡湯主之是吳茱萸之嘔與小柴胡之嘔或易混也故經文於此及厥陰篇中兩條並舉以辨明之經旨了然不必傅會矣諸家回護調停巧為之說却失之於穿鑿焉松陵徐氏曰必食穀而嘔受病在納穀之處若得湯反劇者乃上焦有熱之故

又曰上焦指胸中陽明乃中焦也是宜清降而不

宜溫養者矣仲景于疑似之間細心推測如此

劉茝庭曰得湯反劇者屬上焦也此指少陽之嘔而言也上焦蓋胸脇之互辭耳成氏注本篇上焦得通云上焦得通則嘔止可以徵焉上熱之嘔倘施溫藥兩陽相激格拒不納所以得湯反劇蓋此條更舉相反之證以示嘔有上下寒熱之別要不過設法備變而已赤石脂禹餘糧湯云復不止者當利其小便金匱甘草乾薑湯云若服湯已渴者屬消渴均一例也

吳茱萸湯方

呉茱萸一升洗○陶氏曰凡方云呉茱萸一升者五兩爲正

人蔘三兩　生薑六兩切　大棗十二枚擘

右四味以水七升煮取二升去滓温服七合日三服

本草呉茱萸辛温温中下氣生薑乃嘔家聖藥人蔘大棗補中以和胃乃因中焦虚寒爲嘔者之聖劑也

汪氏昂曰本方加附子名呉茱萸加附子湯治寒疝腰痛牽引睪丸尺脈沉遲

以上六章論陽明燥實證而末章却辨胃中

虛寒證令韶張氏曰上五節論陽明熱實之證末節又提虛寒一條以結上文五節之意

太陽病寸緩關浮尺弱其人發熱汗出復惡寒不嘔但心下痞者此以醫下之也如其不下病人不惡寒而渴者此轉屬陽明也小便數者大便必鞕不更衣十日無所苦也渴欲飲水少少與之但以法救之渴者宜五苓散舊本作如其不下者者字衍文今因玉函千金翼刪

此章統論太陽轉屬陽明宜詳其證不可輕下之意寸緩關浮尺弱言脈浮緩而弱乃中風脈也寸關尺三字當做脈字看蓋互文言之耳前注以三

緣字誤

陽字誤

部配位說釋之非是發熱汗出惡寒即桂枝證也
復惡寒復字對下文不惡寒之不字夫不嘔則裏
氣和緣何而有心下痞鞕此必以醫下之早故也
如其不經醫下則心下斷不痞然邪熱自傳於裏
是以前此之惡寒者今已不惡寒矣前此之不嘔
者且轉而爲渴矣此明明轉歸胃府之徵故曰轉
屬陽明也而小便數者以津液偏滲大便致鞕故
雖不更衣十日已無滿痛之苦又無潮熱讝語之
證是惟胃燥而不結實則未可輕議攻伐姑俟之
可也十日益言日數之久矣若渴欲飲水必是胃

中乾燥當少少與之以滋其潤耳但以法救之與
太陽壞病云隨證治之少陽壞病云以法治之及
金匱隨其所得而攻之如渴者與豬苓湯同一例
言隨證施治不執一端如其渴而小便不利者與
五苓散亦一法也或曰此句殊無著落疑羨文也
案此段文義不晰前人或疑有其遺誤愚姑曲爲
之釋義以俟博雅是正焉
王氏三陽曰此處五苓散難用不然經文渴字上
當有缺文也
舒氏曰津液之在陽明尤爲緊要上條云汗出多

而渴者不可與豬苓湯以未見小便不利故不可復利其小便也加以小便數豈不重犯所禁乎是必小便不利方可用五苓散

脈陽微而汗出少者爲自和也汗出多者爲太過陽脈實因發其汗出多者亦爲太過太過者爲陽絶於裏亡津液大便因鞕也

以下三章論脾約證此言太陽中風證陽脈微而不實盛也邪熱隨微可知矣而汗出亦少是脈證相應爲自和欲解也方氏曰和對太過而言非甫謂平和也若汗出多者爲太過不解也陽脈實而

有力則邪熱隨盛可知矣因發其汗汗出多者亦爲太過凡太過則不論汗多與發汗多必陽與陰相阻絶不流通陰液泄于外而陽熱獨治于裏是以胃中乾燥大便因鞕也總於後條用麻子人丸以潤下之其不敢用承氣者以無實滿也

魏氏曰經文陽絶之義似是阻絶蓋謂陽盛阻陰也非斷絶之絶內經言絶多如此

方氏曰太過者以下乃總結上文以申其義

脉浮而芤浮爲陽芤爲陰浮芤相搏胃氣生熱其陽則絶芤苦候翻

此承上文而申言陽絶之脉也脉浮而芤浮則爲陽邪獨盛芤則爲陰液内竭浮芤之脉相搏則其證必胃中燥熱而大便因鞕也所謂陽絶於裏之脉有如此案此段浮脉爲裏熱之候猶與白虎之浮同義注家以爲陽盛于外誤王冰曰搏謂搏觸于手也陰陽別論注

錢氏曰其陽則絶絶者非斷絶敗絶之絶言陽邪獨治陰氣虚竭陰陽不相爲用故陰陽阻絶而不相流通也即生氣通天論所謂陰陽離決精氣乃絶之義也注家俱謂陽絶乃無陽之互詞悉失之

矣

趺陽脈浮而濇浮則胃氣强濇則小便數浮濇相摶大便則鞕其脾爲約麻子人丸主之趺音夫濇音色

此又論脾約證而揭示其方趺陽者胃脈也一名衝陽在足面繫鞋之所趺跗同足背也即莊子所謂沒足濡跗之跗其脈動於足趺故名趺陽所以候胃氣而决虛實也脈浮則胃氣强知中焦熱燥也濇則小便短數知中焦津枯也浮濇之脈相摶於手則其證必邪熱凋津腸胃枯槁而大便致鞕矣其脾爲約者約是儉約窮約之約言脾津燥枯

結約而不能下輸蓋此證脈浮濇而不沉大便難鞕而無實滿較之承氣病最爲輕唯是胃燥故仲景稱之脾約以別於胃家實不必拘拘脾與胃也是宜與麻子人丸以通腸潤燥案胃氣强言胃中有邪也猶桂枝證曰榮弱衛强然經文但曰胃强而未嘗言脾弱王熙脈經眆有脾氣弱之言脈經云大便堅不能更衣汗出不止名曰脾氣弱又云趺陽脈浮而濇浮即胃氣微濇即脾氣衰而成聊攝從傅會其說後人不知輙作嘵嘵謷謷置勿與辨也

隱菴張氏曰本篇云太陽陽明者脾約是也故言

此以終太陽陽明約脾之義。

麻子人丸方

麻子人 二升　芍藥 半斤　枳實 炙半斤

大黃 去皮一斤　厚朴 一尺去皮○或曰本草序例厚朴一尺無攷醫心方引小品方云厚朴一尺及數寸者厚三分廣一寸半爲准案外臺引集驗療遁尸方注心一尺準一兩　杏人 一升去皮尖熬別作脂○案杏人熬黑說見大陷胸丸注

右六味爲末鍊蜜和丸如梧桐子大飲服十丸日三服漸加以知爲度 本草經引下丸下有食後服之字

此方即小承氣湯加芍藥及杏麻二人也麻子杏人并能潤腸中燥澀芍藥以滋養陰液宣通壅滯

乃胃燥津枯，而無邪熱者方爲合轍矣。方後如梧桐子大。陶氏曰：如梧子者，以二大豆准之。案，外臺脚氣門引千金載本方，注云：此本仲景傷寒論脾約丸方。成氏明理論名脾約丸者，原於此焉。

蘇氏頌曰：唐方七宣麻人丸，亦此類也。本草圖經

松陵徐氏曰：此潤腸之主方，抑亦傷寒下藥之變制也。

錢氏曰：藥物雖峻，實和胃之法。觀蜜丸則其性滯緩，分服則力小，而緩飲服則又和之矣。又云：未効，

漸加以知爲度則進步舒緩是所以爲和胃潤燥之劑歟

尤氏曰此即取蜜煎豬膽潤導之意而少加之力亦傷寒下藥之變法也

以上四章論太陽陽明脾約證治

太陽病三日發汗不解蒸蒸發熱者屬胃也調胃承氣湯主之

此論發汗後屬陽明者方氏曰三日舉大綱言也發汗不解言外邪已解而內熱未清乃前此之陳陳發熱今變爲蒸蒸發熱即大便已鞕之徵故曰

屬胃也蒸蒸發熱猶釜甑之蒸物邪熱蒸騰濈濈汗出之意主以調胃承氣湯者從釜底抽薪之法也其不用大承氣者熱雖聚胃而未見於潮熱譫語等證也

程氏曰何以發汗不解便屬胃蓋以胃燥素盛故表熱未除而裏熱已待病勢久蘊于前矣只從發汗後一交替耳凡本篇中云太陽病云傷寒而無陽明病字者皆同此病機也要之脈已不浮而大可必

錢氏曰三日即用調胃者以邪既入裏必損胃中

之津液且無太陽表證故不以爲早也

傷寒吐後腹脹滿者與調胃承氣湯

此論吐後亦屬陽明者胸有邪則吐之今吐後腹脹滿則是雖胸邪因吐去而胃中乾燥邪熱乘而實之即大便已鞕可知矣惟以此後津燥不敢用大小承氣可與調胃承氣湯和其胃熱耳

金鑑曰以無鞕痛故不用大小承氣也

太陽病若吐若下若發汗後微煩小便數大便因鞕者與小承氣湯和之愈

此又承上文論吐下發汗後屬陽明者汗吐下後

而見煩證微之於便鞕固非虛煩者比然煩既微
而小便頻數大便因鞕是亦胃津枯燥與大滿大
實殊矣故與小承氣湯和之曰與曰和之則有商
量斟酌之意案以上三章並言胃實總由於亡津
液而皆宜小和該戒大下之意也
松陵徐氏曰因字當着眼大便之鞕由小便數之
所致蓋吐下已傷津液而又小便太多故爾微鞕
非實邪也
隱菴張氏曰本論中凡言小便數有頻數短數二
意學者隨所宜而屬解焉

柯氏曰此此見小承氣亦和劑不是下劑

得病二三日脈弱無太陽柴胡證煩躁心下鞕至四五日雖能食以小承氣湯少少與微和之令小安至六日與承氣湯一升若不大便六七日小便少者雖不受食但初頭鞕後必溏未定成鞕攻之必溏須小便利屎定鞕乃可攻之宜大承氣湯

此釋陽明病脈弱者宜顧慮不可恣意攻伐之義當分作三截看得病二三日至心下鞕是一截至四五日至與承氣湯一升是一截若不大便以下至章末是一截得病二三日大約言之脈弱者非

微弱虛弱之弱蓋謂不浮盛實大也無太陽茈胡證謂無惡寒發熱或寒熱往來等在表及半表裏之證也夫既無大少兩證又且煩躁心下鞕全是屬陽明熱實矣但脉弱而不實大尤不可不加思焉若此證至四五日雖能食未可以爲胃强而輕下也須以小承氣湯少少與微和之因其人煩躁必不大便令其小安也小安二字對煩躁言至六日仍煩躁不安而不大便者前用小承氣湯可加至一升使得大便而止不必盡劑此言小承氣不可多用之意若不大便句承上文煩躁心下鞕而

言至六七日不大便爲可下之候但小便少則胃中之水穀不分清故不能食乃不可復爲有燥屎而輕下也此雖不能食但初頭鞕後必溏未定成鞕而攻之并鞕者必化而爲溏矣須俟也待小便利屎定成鞕乃可用大承氣湯攻之此言大承氣亦不可驟用之意案裏證具而脈但弱必俟日久而方可商量下法故經文曰至四五日日食六日曰不大便六七日其用下法曰少少與微和之曰與承氣湯一升曰須小便利屎定鞕乃可攻之總因脈弱一候也柯韻伯曰猶太陰脈弱當行大黃

芍藥者減之之意恐粗工率意妄投不顧津液故聖人小心警誡垂教如此其旨深矣哉

程氏曰煩躁心下鞕此句以上截作一頭下面分作兩脚

方氏曰太陽不言藥以有桂枝麻黃之不同也柴胡不言證以專少陽也凡此等文皆是互相發明也

劉茝庭曰此條二雖字為其眼目蓋可下證以不能食為常然無太陽柴胡證煩躁心下鞕不大便至四五日則雖有能食之似胃和猶以小承氣湯

與之若不大便六七日雖有不能食之似胃實其小便少者初鞕後溏宜暫待其實不可遽下此二證對示以欲人通變也

山田宗俊曰四五日五六日皆謂不大便之日數也故下文承之云不大便六七日古文錯綜之妙乃爾

松陵徐氏曰須小便利屎定鞕乃可攻之以小便之利否定宜下不宜下又一法

傷寒六七日目中不了了睛不和無表裏證大便難身微熱者此爲實也急下之宜大承氣湯

以下三章並舉陽明急下之證傷寒六七日邪氣在裏之時也了了猶瞭瞭目中不了了昏暗朦昧不明了也睛不和謂睛不活動也無表裏證此謂外邪已解也常重表字古人語例爲然說已見前舊注有爲傳寫錯誤以刪裏字者大誤大便難身有微熱陽明之裏證具矣故曰此爲內實也宜大承氣湯急下之案經文惟曰大便難而非不大便且身微熱而不曰潮熱似非勢甚亟也然目中不了了睛不和則邪熱內爍津液將竭即急下之所以泄邪熱而救津液也少緩則胃津立澌噬臍無

及矣

今韶張氏曰下一急字有急不容待之意焉

成氏曰針經曰熱病目不明熱不已者死此目中不了了睛不和則證近危惡也須急與大承氣湯下之

陽明病發熱汗多者急下之宜大承氣湯

此條亦當急下以救胃涸之證陽明胃實以潮熱自汗爲正茲見發熱汗多非復潮熱自汗可比矣乃裏熱熾盛之極迫津液越於外非亟奪其邪以救之恐將致枯竭故宜大承氣湯下之是乃危急

存亡之秋閒不容髮安可不急焉哉

方氏曰胃實本由於無津液而內燥汗多則津液益亡矣急下者竭則不可治也

尤氏曰此條必有實滿之證而後可下不然則是陽明白虎證宜清而不宜下矣

發汗不解腹滿痛者急下之宜大承氣湯

此又急下之一證發汗不解言表邪雖去而裏熱未清也蓋不解二字必兼有陽明證加以腹滿且痛則實邪有徵矣故不得不急下之也宜大承氣湯辨可下篇云病腹中滿痛者此爲實也

錢氏曰滿腹且痛治之不可少緩緩則必致傷胃故當急下宜大承氣湯

喻氏曰陽明亦有急下三法以救津液一目睛不慧津枯於中一汗多津越於外一腹滿津結於內

腹滿不減減不足言當下之宜大承氣湯

此承上文辨腹滿當下之一端金匱曰腹滿時減復如故此為寒當與溫藥此乃腹滿無減時若雖減而不足云減則為大滿大實可下之證故宜大承氣湯

郭氏曰減不足言者言不甚減也論言太陽發汗

不徹不足言與此同意俗語所謂不濟事者是也喩氏曰減不足言四字形容腹滿如繪見滿至十分即減去一二分不足殺其勢也

傷寒腹滿按之不痛者爲虚痛者爲實當下之案此條舊本遺脱今照玉函金匱校補下條亦同

此又承上文辨定腹滿虚實也傷寒腹滿以手按之不痛則無形之虚氣作痞塞宜温散而不可下按之而痛則有形之實邪爲塡滿是宜下之而無他求也是於按之痛否以决其虚實之法也

松陵徐氏曰以上諸條舉當下之一二證即用下

法然亦必須參觀他證而後定爲要
舌黃未下之者下之黃自去宜大承氣湯
此驗舌胎以決可下之法舌黃未經攻下則胃中邪熱爲患可徵是宜與大承氣湯以攻下何疑之有矣即下之邪解而黃自去亦無復疑也案首節曰中不了了故可攻之此節結以舌現黃苔故亦可下之仲景望色之診於是可謂備矣
汪氏純粹曰舌者司腸胃傷寒傳裏則裏熱燒灼津液乾枯結于舌上爲胎如鍋心滾沸米飲煎乾結衣一層于鍋底即此意也孝慈備覽

陽明少陽合病必下利其脈滑而數者有宿食也當下之宜大承氣湯舊本必下利下有其脈不負者爲順也負者失也互相剋賊名爲負也二十字其義不明疑爲他篇錯簡今攷經文竊爲攙雜柯氏刪此條

此章言陽明少陽合病以釋當下之義蓋少陽邪輕而陽明病重其所以下利者係熱結傍流乃驗之脈滑而數方氏曰滑主食數主熱程氏曰是爲水穀有餘之診故爲邪熱入胃胃中有宿食之明徵也雖乃下利不妨再下之以除宿燥宜大承氣湯金匱曰脈數而滑者實也此有宿食也當下之宜大承氣湯與此條互發矣

郭氏曰此合病一證下至名爲負也而終案本論原誤錄宿食一證相連非也脈經以宿食別作一證爲當蓋脈滑數有宿食故仲景可用承氣湯大抵讀仲景論以脈經參校之

成氏曰脈經曰脈滑者爲病食也又曰滑數則胃氣實今脈滑數知胃有宿食與大承氣湯以下除之

病人無表裏證發熱七八日雖脈浮數者可下之假令已下脈數不解合熱則消穀喜飢至六七日不大便者有瘀血宜抵當湯若脈數不解而下不止必協

熱便膿血也協挾同活人書合作令

此條文義不覈竊疑後人有錯諸注亦曖昧不清今從闕如之例也

舒氏曰發熱脈浮數證屬於表當從表解必不可下假令已下脈數不解合熱消穀善飢不大便者謂之有瘀血何以辨之並無徵驗不當妄投抵當仲景必無此法

張氏曰仲景立法之至聖斷無脈浮發熱表症表脈而教人可下之理尚論以爲七八日爲時既久勢不得不用下法殊覺昧昧

天帝好生，贊化數百，天之究竟，損害主思，與蕃稅殊，而象夸嬌子釈瘡喜海沫

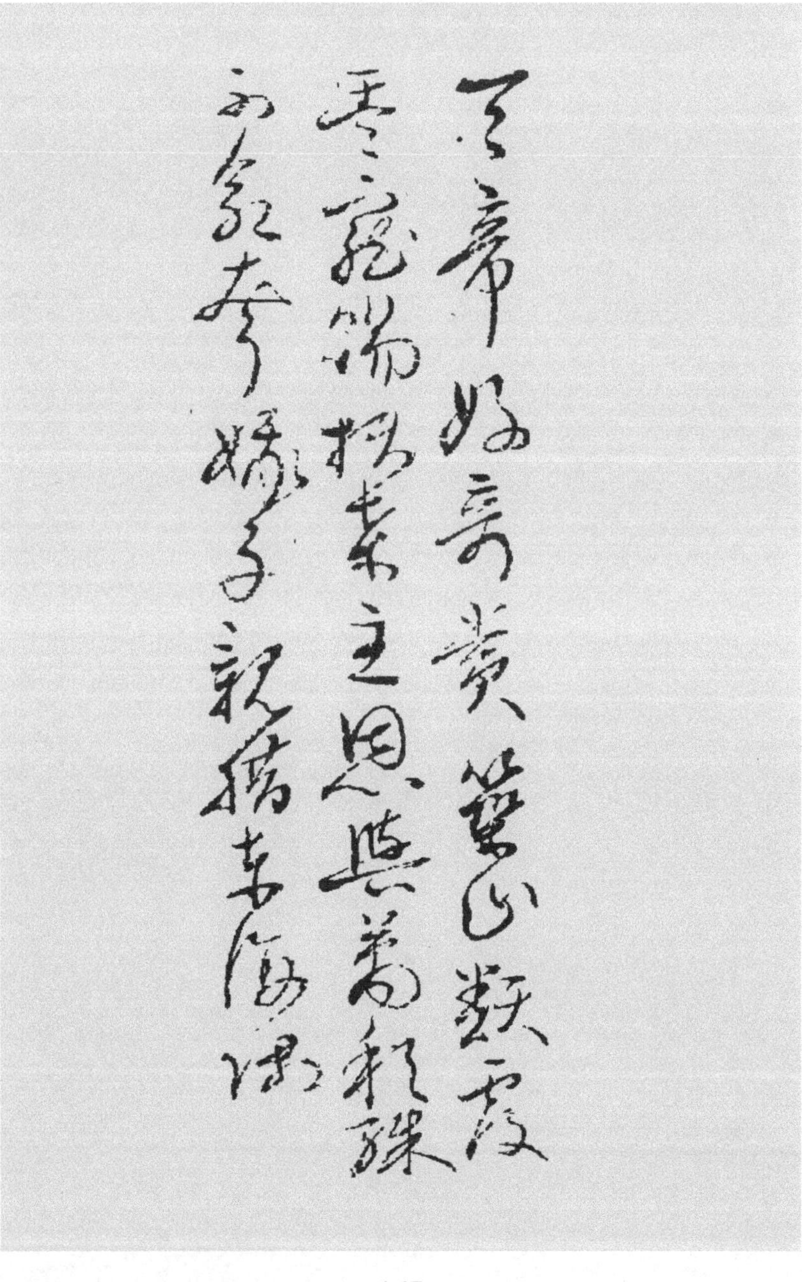

以上十二章發明承氣餘義末節蓋後人之羼也

傷寒發汗已身目爲黃所以然者以寒濕在裏不解故也以爲不可下也於寒濕中求之

以下四章亦論發黃證而此節言不特濕熱發黃即寒濕亦能發黃也傷寒發汗已則邪當解矣今者發汗已身目爲黃者何也此以其人素胃寒有濕邪氣相鬱而爲黃故曰以寒濕在裏不解故也此與濕熱發黃還然不同故亦云不可下當於寒濕中求其法以治之蓋是屬太陰乃理中輩所主

也若誤認投茵蔯諸湯則乖矣案濕熱發黄是其常理今寒濕亦能發黄仍是鬱黷所致殆其變也汪氏譬之秋冬陰雨草木不應黄者亦黄此冷黄也最爲襯切矣劉茝庭曰此證後世名爲陰黄韓祗和方論殊詳案巢源黄疸候其病發於陰部者必嘔云云此乃陰黄也錢氏曰寒濕之治不應混列於傷寒篇中故當於寒濕症中求之耳仲景之文雖似不言其症而細揣其義不啻耳提而命矣學者果能尋繹其文則領會其不言之教亦多矣

傷寒七八日身黄如橘子色小便不利腹微滿者茵

蔯蒿湯主之

此論濕熱發黃宜攻下者兼言與陰黃如烟熏不同也傷寒七八日邪熱入裏已深如橘子色者謂色黃而鮮明也小便不利則濕熱內蓄所以濕瘀熱蒸則發黃也腹微滿玉函脈經作少腹微滿蓋因小便不利而少腹致微滿也此濕熱實於胃故用茵蔯蒿湯以驅濕滌熱則愈矣

唐氏曰熏黃陰黃也橘子色陽黃也

方氏曰橘子色言黃之鮮明也

傷寒身黃發熱梔子蘗皮湯主之（蘗博厄翻）

此亦論發黃宜清熱者，發黃諸證，出乎濕熱，然此但言身黃而不曰小便不利，發熱而無內實，蓋知熱勝于濕無形之邪鬱蒸而發黃也，故不必茵蔯大黃，而只梔子蘗皮湯單清涼之，則黃自解矣

梔子蘗皮湯方

肥梔子十五個擘　甘草一兩炙　黃蘗二兩

右三味以水四升煮取一升半去滓分溫再服

此方梔子苦寒除熱解黃，蘗皮亦苦寒能療膚間熱，甘草和中氣，三味相合以清肌表熱勝之黃，有不立効名乎，案醫心方引本草拾遺云藥有同類，

伏者身黄服黄物殆亦此類也

柯氏曰梔蘗甘草皆色黄而質潤梔子以治内煩蘗皮以治外熱甘草以和中氣形色之病仍假形色以通之神乎神乎

傷寒瘀熱在裏身必發黄麻黄連軺赤小豆湯主之

瘀音於軺市招翻○舊本脫發黄之發字今據成本玉函及千金翼訂補

此亦論發黄宜發散者瘀字係淤从疒説文淤澱滓濁泥也徐氏曰凡言瘀字有挾濕之義焉錢氏曰瘀留蓄壅滯也言傷寒鬱熱與胃中之濕氣互結濕蒸如淤泥中之淤泥水土黏濘而不分也蓋

凡濕熱膠固壅積於胃故曰瘀熱在裏身必發黃也此雖曰瘀熱在裏勢必外迫發黃故用麻黃連軺赤小豆湯以專發散之則癒矣

喻氏曰傷寒之邪得濕而不行所以熱瘀身中而發黃故用外解之法設泥裏字豈有邪在裏而反治其表之理耶

程氏曰凡傷寒瘀熱在裏者由濕蒸而來故身必發黃此之瘀熱未深祇從表一邊開其鬱濕而散除濕熱麻黃連軺赤小豆湯是其主也

周氏曰凡素有濕之人一感外邪兩相挾持則在

外之邪不散而在裏之熱轉熾故內熱不能越而爲汗外熱不得入而爲實因瘀爲黃勢所必至山田宗俊曰瘀熱在裏是因身必發黃是證劉蔭庭曰西仲潛因梔子蘗皮湯麻黃連軺赤小豆湯此二條證方互錯瘀熱在裏理不宜發表必梔蘗湯證身黃發熱即爲表候殆即赤小豆湯證此前人所未言殊似有理云岐子以此三湯配三陽亦足互徵

麻黃連軺赤小豆湯方

麻黃二兩去節　連軺二兩○舊本注剩出連翹根是四字今照玉函千金及翼

删正。案連軺即連翹，非其根也。千金及翼并作連翹。爾雅連異翹，郭璞注一名連苕。翹軺苕三字實一聲也。是邪人伊澤信恬說，攷徵鑒當參攷。

杏人四十箇，去皮尖　赤小豆一升　大棗十二枚，擘

生梓白皮切，一升。○金鑑曰無梓皮以茵蔯代之。案李士材必讀以桑白皮代用，宜臨症斟酌。

生薑二兩，切　甘草二兩，炙

右八味，以潦水一斗，先煮麻黃再沸，去上沫，内諸藥，煮取三升，去滓，分溫三服，半日服盡。潦音老

此麻黃湯之變制。麻杏甘草能開達肌腠而泄汗，泄汗則鬱熱濕邪瘀去。不用桂者，避其熱也。加連翹、赤小豆、梓皮者，所以滌其熱而利其濕也。蕭裒

即爲利榮衛之用斯表裏之熱越而遍身之濕亦
從除抑使黃從汗解之法也此發汗利水又與五
苓雙解法逕庭矣
方後潦水即雨澤水說文潦雨水大貌从水尞聲
左傳隱三年潢汙行潦之水注潢汙停水行潦流
潦孔疏亦云雨水謂之潦成氏曰煎用潦水者取
其水味薄而不助濕氣案此方特用潦水者其理
太明而他利濕之方却不用之何也是當與前甘
爛水同類不容多議也且半日服盡者蓋乘裏熱
未深當速散越之殆柯氏所謂急方涵劑不可緩

也山田宗俊曰謝肇淛五雜組云閩地近海非泉多鹹人家惟用雨水烹茶蓋取其易致而不腐敗也出孚觀之宜常蓄而待用耳

尤氏曰茵蔯蒿湯是下熱之劑梔子蘗皮湯是清熱之劑麻黃連軺赤小豆湯是散熱之劑也

以上四章論陽明發黃證治○案此篇首節論陽明綱領而明其脈證來路第二節辨兼夾諸證第三節以後乃承氣湯證治却論合併及胃中虛寒證而亦有兼外證者其次纔舉發黃瘀血二證而再釋燥實諸證遂示冊約治法以結篇首總綱之意又反申明承氣

餘義更承前條纔見之發黄以總結一篇之文蓋陽明治法不過攻下潤導二端曰大小承氣曰調胃並攻下之藥也曰蜜煎膽汁曰麻人皆潤導之劑也豬苓湯乃陽明亦有水蓄滲利者也與柴胡湯則陽明亦有溫熱降逆者也茵蔯蒿湯治裏而發黄者也麻軺赤豆梔子蘗皮二湯治表而發黄者也蓋陽明之方法盡于此矣然以其病或自太陽而傳彼篇中既詳者茲不復贅且太陰與本病爲表裏故篇內凡屬虛寒者皆是太陰病雖胃

以陽明而有不可輒攻下者焉於是乎知病情之變化不可端倪而治法之補泄不必拘執篇中本末鉅細一一兼該而垂千古炯戒嗚世之偏于溫補偏于涼瀉者苟熟讀此篇其亦聳然可以自省也已

辨少陽病脉證并治

案少陽病者半表半裏熱證是也病在表而熱實謂之太陽病入胃而熱實謂之陽明今乃邪氣在半表半裏之地而其人則陽盛故邪正相持熱留于胸脇之間謂之少陽蓋所謂半表半裏者不表不裏正在表裏之中間也然一身但表裏別非復有表裏中間之地故取表分近裏之半與裏分近表之半以定地位（此原于宗俊引島壽說成氏曰表證未罷邪氣傳裏裏未作實是爲半表半裏）（此說亦是）方氏以爲不表不裏之隙地隙地豈駐

邪之處乎是可咲耳胸脇則不表不裏之地爲少陽所屬之部也少陽之地在于上焦上焦得通病屬上焦等語且其證候并可微厥陰亦爾病雖屬裏若在下焦却是爲太陽與少陰矣其受病必自太陽而不問中風傷寒矣其證則口苦咽乾目眩往來寒熱胸脇苦滿嘿嘿不欲飲食心煩喜嘔等是也其脉則不數不大而弦故其治則立小柴胡一法加減施治外更無的對也夫表實則可汗裏實則可下今乃在表裏之間不藉物爲結故發汗吐下俱在所禁矣柴[illegible]其界表裏所係不一而醫之失治

多於此位故兼挾變壞之證少陽最繁而其傳陽明有爲白虎證者有爲承氣證者其變或爲太陰或爲少陰而如厥陰則其部位與本證爲表裏故虛則厥陰實則少陽互所以易爲變也惟以其證必自太陽傳來彼篇中既載本病證候纖悉無遺故茲僅掇其梟以備于篇目已讀者勿以網漏吞舟致譏可也

○又案此篇似當列于陽明前故載複巻嘗疑舊本有錯然三陰三陽次序取之内經熱論固不可紊亂惟至病之傳變則不得拘拘

編目次第後人宜以意遡志無錯謬也奈何先輩諸家不精其義因循守株誤人最多愚不肯亂舊經之次謹遵原文以疏傳變情機之委庶幾使學者無多岐之惑焉

少陽之爲病口苦咽乾目眩也（乾音干　眩熒絹翻）

此乃少陽病之提綱口苦者邪將入裏而熱氣上溢也咽乾者熱耗其津液也目眩者熱薰眼而昏暈也此並邪在半表半裏之徵詳此諸候病屬上焦亦可知也若迫其全陷于裏則口苦變爲舌胎黃黑生刺咽乾變爲口燥煩渴也凡篇中稱少陽

病者即指此證而言之然必兼往來寒熱胸脇苦滿等而小柴胡湯方可用也

柯氏曰太陽主表頭項强痛爲提綱陽明主裏胃家實爲提綱少陽居半表半裏之位仲景特揭口苦咽乾目眩爲提綱蓋口咽目三者不可謂之表又不可謂之裏是表之入裏裏之出表處所謂半表半裏也苦乾眩者人所不知惟病人獨知診家所以不可無問法

少陽中風兩耳無所聞目赤胸中滿而煩者不可吐下吐下則悸而驚

此舉少陽熱勝之證以識不可吐下也言少陽中風則必有口苦咽乾等證也邪熱壅盛而氣閉神昏其人兩耳無所聞目赤乃胸滿而煩勢之所必連及然胸胃既無實結故不可誤吐誤下若吐下則津液衰去而神志虛怯必悸而驚案本條曰中風下文曰傷寒互文以見少陽之邪或從中風或從傷寒不必拘也照小柴胡湯條中風傷寒兼提者而可自知矣

程氏曰少陽中風表陽驟侵裏界矣兩陽互拒則互煽故風熱壅盛而氣閉神昏其人乃兩耳無所

聞目赤少陽證候告急倍常如此則胸滿而煩自是連及之證其可吐下乎吐下則津液衰去而神明無主必悸而驚

魏氏曰此條論仲景不出方小柴胡條中有心煩心下悸之證想可無事他求汗吐下三法既不可行則當和解之小柴胡爲少陽對證之藥斯用之宜決耳

山田宗俊曰耳聾目赤熱攻上焦也

傷寒脈弦細頭痛發熱者屬少陽少陽不可發汗發汗則讝語此屬胃胃和則愈胃不和煩而躁舊本躁作悸譌

宋板注一云躁柯本亦改作躁今從之又活人書胃和作和中悸字亦作躁曰宜調胃承氣湯

前條舉證不言脈此補其脈以誡不可發汗也此條不曰少陽傷寒而單曰傷寒者承前略之也脈弦細少陽之脈也蓋細者緊細之細非微細之細金匱云濡脈自弦亦互相發知邪客於少陽部位脈自見弦也頭痛發熱是太陽證然脈弦細則必有口苦咽乾目眩等證符之故曰屬少陽蓋少陽之病已屬半裏故不可發汗若發汗則奪其津液而胃中乾燥必發譫語則是轉屬胃矣此時用藥以下胃中之熱而使之和平則愈若不下之而

胃不和則不但讝語且更致煩悶躁擾矣柯氏曰煩躁則爲承氣證是也案上文言不可吐下此言不可發汗互舉以見少陽之並不可吐下發汗也且此章之意太陽轉而屬少陽少陽更轉屬胃三陽傳變之叙粲然可觀焉

喻氏曰少陽傷寒禁發汗少陽中風禁吐下二義互舉其旨甚嚴蓋傷寒之頭痛發熱宜於發汗者尚不可汗則傷風之不可汗更不待言矣傷風之胸滿而煩痰飲上逆似可吐下者尚不可吐下則傷寒之不可吐下更不待言矣

本太陽病不解轉入少陽者脇下鞕滿乾嘔不能食往來寒熱尚未吐下脈沉緊者與小柴胡湯若已吐下發汗溫鍼讝語柴胡湯證罷此爲壞病知犯何逆以法治之舊本若已吐下以下別爲二條今據玉函千金翼合爲一條○山田宗俊曰讝語二字衍文當刪烏源亦無是

此承前條吐下發汗之義以論及少陽之壞病也本太陽病不解轉入少陽者脇下鞕滿乾嘔不能食往來寒熱即前篇往來寒熱胸脇苦滿默默不欲食心煩喜嘔脇下痞鞕之柴胡湯證也若尚未吐下而脈沉緊者雖非少陽本脈以未經誤治少

陽之證尚在故不妨舍脉從證耳盖沉緊者即前條弦細之屬所謂脉雖沉緊不得爲少陰病也故以小柴胡開達鬱陽則愈也夫太陽不解而傳少陽當與小柴胡和解乃爲定法若反或吐或下或發汗或温鍼以犯少陽之戒而耗損津液胃中乾燥必發譫語此以脇下鞕滿往來寒熱等之柴胡證已罷是爲壞病須憑脉憑證知犯何治之逆以法治之不可執一也案桂枝壞病條云觀其脉證知犯何逆隨證治之彼舉太陽壞病此言少陽壞病以互相發程氏所謂一觀字一知字已是仲景

見病知源地位是也

成氏曰若茈胡證不罷者則不爲逆茈胡證罷者壞病也詳其因何治之逆以法救之

汪氏曰汗吐下溫鍼四者之治各有逆證而醫人犯之非謂四者齊犯也

方氏曰以法即隨證之互辭

以上四章論少陽之總綱

三陽合病脈浮大上關上但欲眠睡目合則汗

此論三陽之合病而熱之聚於少陽者較多矣故特列于此篇浮是太陽脈大是陽明脈龐氏曰脈

不言弦者隱於浮大也上關上者謂浮大見於關部乃熱勢瀰漫之象也但欲眠睡者熱邪熾盛神昏氣擁也目合則汗傷寒盜汗屬半表半裏證詳見明理論案風溫證亦云自汗出多眠睡並爲邪熱擁盛之徵此條無方要學者臨證審決矣

錢氏曰關上者指關脈而言也仲景辨脈篇中稱尺脈曰尺中關脈曰關上寸脈曰寸口

程氏曰有汗則主白虎湯無汗則主小柴胡湯

尤氏曰此條熱之聚於少陽者視太陽陽明較多矣設求治法豈白虎湯所能盡哉

傷寒六七日無大熱其人躁煩者此爲陽去入陰故也

此論少陽傳陽明之義無大熱者無表熱也躁煩卽煩躁勿鑿看蓋邪氣傳裏則躁煩不傳裏則安靜也陽爲表陰爲裏陽去入陰言邪氣去於表而傳於裏也乃倒裝文法與吉日兮辰良（楚辭）飯菽藿羹（史記）同義案表邪入於裏陰而煩躁者蓋此陽明胃家實而已此陰陽與本經三陰三陽別爲一義若謂三陽實熱證變爲三陰虛寒證則非本章之旨矣

山田宗俊曰陰陽乃表裏之別稱陽去入陰者謂其邪去表入裏也

傷寒三日三陽爲盡三陰當受邪其人反能食而不嘔此爲三陰不受邪也

此承前條又釋有少陽不傳陽明者三日大抵爲表熱入胃之候上條言六七日此止言三日俱不可以日計前已屢言矣三陽言表三陰言裏乃與素問熱論同而與本經三陽三陰之義自別矣蓋斷章取義也邪不入少陽必嘔而不能食今反能食而不嘔可徵裏氣之和而少陽之邪自解也既裏

和而少陽邪解則其不傳於胃斷斷可必故云三陰不受邪也案以上二條與太陽第四章同義

傷寒三日少陽脈小者欲已也

此舉少陽病愈之脈傷寒該中風而言也小謂不弦也已愈也言傷寒三日邪傳少陽之候其脈不弦大則邪微熱衰欲解之先徵也內經云大則邪至小則平出離合眞邪論

龐氏曰脈小而平勻者也

少陽病欲解時從寅至辰上

此揭少陽欲解之候寅卯辰少陽乘王之時也故

少陽之病須乘氣旺之時而解理固然也

柯氏曰辰上者卯之盡辰之始也

以上五章釋少陽邪傳或不傳而病愈之義

○案少陽一篇首四條論總綱次五條辨邪傳與否僅僅不過九章經文似太濶略然細玩之蓋以其邪必自太陽茈胡諸法既詳悉於彼篇茲舉其槩以供學者參商耳是猶厥陰僅揭四條以爲綱領也讀者彼是類則思過半矣或謂叔和編次有錯是殊未嚼其銜氣機者而已矣

傷寒論疏義卷四終

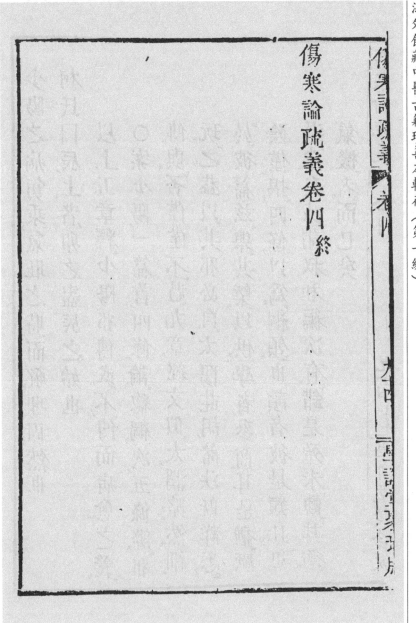

傷寒論疏義卷第五

江都　喜多村直寬士栗　學

辨太陰病脈證并治

案太陰病者胃中虛寒證是也經曰其藏有寒又曰胃氣弱陽明篇乃曰胃中虛冷是以徵其所因矣蓋太陰與陽明為表裏是以邪之入胃其人偶胃中燥實邪從熱而化謂之陽明胃中虛冷邪從寒而化謂之太陰脾與胃亦惟就陰陽言之耳不必拘也其受病必自太陽若少陽而有得病日久胃虛生寒者

有由誤下中虛者又或自陽明裏寒而轉矣其脈則弱而陽微陰濇或沉細或微遲可類推矣其證則手足溫而身無熱嘔吐自利腹滿時痛皆胃寒之驗也故其治則四逆理中輩溫之是為其主對若稍屬實而要溫下者桂枝加芍藥及加大黃湯所宜酌量是殆將屬陽明者陳無擇曰太陰脾證溫燥不行亦當溫利自陽明出如溫脾圓用大黃者是也特以胃中實腐穢去為治法之緊其病失治則陽漸寒極而死矣更有寒去而生熱却轉陽明者是猶少陰轉太陽厥陰變少

陽之理也惟如厥陰則界于表裏之間非自本病可變者矣夫太陰乃病入胃之稱與陽明其證相反熱與寒反實與虛反攻與溫反故不論病之在表在裏邪入胃中而虛寒則是太陰病是以表雖或熱而裏乃有寒者總以腹滿下利時痛爲真的此亦所以與少陰純寒在裏者有些別也素問太陰陽明論頗與本篇之義相發宜參攷

太陰之爲病腹滿而吐食不下自利益甚時腹自痛若下之必胸下結鞕

此論太陰病之總綱也腹滿而吐食不下則滿爲寒脹吐與食不下總爲寒格與實熱腹滿大有逕庭矣自利日益甚者胃中虚冷水穀不分故也是又非不更衣者之比況時腹自痛與邪熱蓄積而常痛者異張令韶曰時者如時習之時時時而痛也此當四逆輩温之而却以虚寒滿痛誤認爲實熱滿痛而下之則虚寒相搏必結于胸下而爲鞕滿此乃藏結證急可扶陽散寒若温補不及必胃氣澌敗而死矣此章爲一篇之提綱後凡稱太陰病者皆指此證而言也

郭氏曰若太陰本臟寒自利不渴當依仲景溫之以四逆輩

錢氏曰胸下者心胸之下胃脘之間也以陰寒硬結于胃脘之中故謂之胸下結硬言與結胸不同也當此而不知急救胃陽袪除陰翳必致胃陽敗絕至死或四逆之變而死矣

吳氏人駒曰自利有時而腹自痛非若蓄積而常痛者若以諸痛為實從而下之其滿益甚必令胸下皆為結鞕而自利益甚矣

太陰中風四肢煩疼陽微陰濇而長者為欲愈濇音色

此論明太陰病愈之脈證言太陰中風則必有腹滿時痛及吐利等證而兼見陽復之候也凡三陰中風者指陰病見陽熱脈證而言故厥陰篇云厥陰中風脈微浮為欲愈也蓋以風屬陽假為陽復之名其義與三陽中風又各不同煩熱悶也四肢皆稟氣于胃今四肢悶熱疼痛則不止手足濕胃陽將復可知矣乃驗之脈陽微陰濇夫微濇皆雖太陰病脈然微濇之中又見長脈則元氣未凋陽正欲回故知其病自愈也辨脈云陰病見陽脈者生或併微濇為欲愈之脈者失之矣太陰乃病入

胃之名故雖胃中虛冷而有表陽猶持則裏陽隨復而愈者如此條是也

錢氏曰四肢煩疼者言四肢酸疼而煩擾無措也

劉茝庭曰中風之名在三陰則爲陽復于表者備欲實講風字與三陽中風一樣看做則必不免牽强

太陰病欲解時從亥至丑上

此言太陰病解之候丑亥子太陰乘王時也故至其王時而解矣詳見錢氏溯源集

太陰病脈浮者可發汗宜桂枝湯

此條論太陰病自太陽變來者脈浮而不微弱兼表可知即見吐利不食腹滿時痛一二證內實未甚故當先從表解宜桂枝湯使程氏所謂桂枝胎建中之體無碍於溫也

金鑑曰即有吐利不食腹滿時痛一二證其脈不沉而浮便可以桂枝發汗先解其外俟外解已再調其內可也於此又可知論中身痛腹滿下利急先救裏者脈必不浮矣

中西子文曰浮爲熱爲在表此蓋曰脈浮而發熱惡寒具于中

自利不渴者屬太陰以其藏有寒故也當溫之宜服四逆輩

此章承前辨證太陰藏寒之義也太陰屬胃中虛寒所以自利不渴如陽明則胃中熱實故舌燥口渴且少陰篇曰自利而渴厥陰篇曰消渴又曰渴欲飲水惟太陰則以其邪既入胃中而其藏乃寒故不爾也此與二陰之病在裏而未入胃陽明之雖入胃而屬熱實者其分別處故仲景姑舉之爲辨證之一端耳藏卽指胃而言厥陰篇云藏寒蚘上入膈藏字與此同義是當溫散其寒而曰四逆

輩者蓋太陰或有寒去而轉陽薑附不可遽用者
輒示人以圓機活變之理以為商量進退也劉茝
庭曰云四逆輩而不云四逆湯者意在温散而不
在治厥也
金鑑曰四逆輩者指四逆理中附子等湯而言也
松陵徐氏曰不曰四逆湯而曰四逆輩凡溫熱之
劑皆可選用
以上五章統論太陰病總綱
傷寒脈浮而緩手足自溫者繫在太陰太陰當發身
黃若小便自利者不能發黃至七八日雖暴煩下利

日十餘行必自止以脾家實腐穢當去故也腐扶雨翻穢烏廢翻

此申釋太陰寒去陽復而病自愈之證傷寒脉浮而緩至不能發黄既詳見陽明篇第彼則因小便自利而胃中乾燥大便結鞕為轉屬陽明之候此則因小便自利而濕熱下泄胃氣從復為病必自愈之證是所以同其趣而異其變也故至七八日雖發暴煩乃陽氣流動腸胃通行之徵也下利雖一日十餘行必利盡而自止蓋胃弱虚冷水穀之津液為之凝泣蓄積于中而為腐穢今陽復胃實

則邪隨腐穢而去利必自止而病亦愈矣案少陰篇曰少陰病脈緊至七八日自下利脈暴微手足反溫脈緊反去者爲欲解也雖煩下利必自愈且脈浮在少陰厥陰俱爲愈候然則病在太陰見浮而緩之脈及手足溫與煩證乃胃氣有權因非虛寒之比斯爲寒去陽復之兆決無疑也脾家即胃家之互辭不可鑿看

龐氏曰浮緩亦大之類

程氏知曰言自利之證脈浮緩手足溫則爲脾實也太陰脈本緩故浮緩雖類太陽中風而手足自

溫則不似太陽之發熱更不似少陰厥陰之厥逆所以繫在太陰也太陰濕熱相蒸勢必發黃然小便利則濕下泄而不發黃矣此雖暴煩頻利有似少陰之證然其利當自止所以然者以脈浮緩手足溫知其脾氣實而非虛寒之比其濕熱所積之腐穢自當逐之而下也若不辨晰而以四逆法治之則誤矣

程氏曰脈不沉且弱而浮緩手足不冷而自溫陰得陽以周護則不寒不寒則不虛是為脾家實也夫脾家實則腐穢自去則邪在太陰自是實脾二

字爲第一義矣
本太陽病醫反下之因爾腹滿時痛者屬太陰也桂枝加芍藥湯主之大實痛者桂枝加大黃湯主之
此發明太陰溫泄證於言本太陽病當發汗而醫誤反下之因裏虛胃寒而腹生䐜脹惟有時而作痛則胃中腐穢頗壅然非陽明熱實常痛者之比故曰此屬太陰也當與桂枝加芍藥湯以和胃通壅若夫大實痛則胃中雖寒腐穢已實不得不與加大黃湯以泄之此亦與陽明承氣諸法稍異矣案前章論腐穢利盡而病自愈者此揭腐穢壅

積而要溫下者夫理中四逆溫散胃寒即太陰之正治而此却溫泄寒積乃本病之權制也蓋太陰與陽明部位正同惟有寒熱虛實之別而此乃治將轉陽明者仲師所以設溫泄一法以與承氣等法殊爲差別也

程氏曰因而二字宜玩

錢氏曰若大實滿而按之痛者終是雖屬太陰已兼陽明胃實當下之然不可如陽明證中之腹滿痛者急下之而用大承氣湯也

中西子文曰實乃胃實之實大實謂腹中堅鞕大

便不通也。論曰腹滿痛者，此爲實也。然彼則燥屎必有讝語潮熱口乾咽燥等證也。故大黄四兩，而佐之以芒消。此則但不大便，而不有讝語潮熱等證也。故君之以芍藥，而大黄僅一兩矣。惟是陽明與太陰之分也。

桂枝加芍藥湯方

桂枝三兩，去皮　芍藥六兩　甘草二兩，炙

大棗十二枚，擘　生薑三兩，切

右五味，以水七升，煮取三升，去滓，溫分三服。本云桂枝湯今加芍藥。

桂枝加大黃湯方

桂枝三兩去皮　大黃二兩　芍藥六兩

生薑三兩切　甘草二兩炙　大棗十二枚擘

右六味以水七升煮取三升去滓溫服一升日三服

此用桂枝湯乃取于辛熱溫中之義倍芍藥者專主通壅也張元素曰芍藥通壅利腹中痛胃氣不通是也若大實痛者蓋難冀乃寒而雜實既微故溫中兼疎裏此所以於前方加大黃爲和泄溫和之劑也然大黃僅止二兩又分爲三次服則微示

謂胃之方抑可謂下法之緩者也已案本條所云本太陽病則邪已離表可知且此段桂枝特以温裏即非發表第下後便秘故不敢用黄附也前注或以爲太陽未盡因謂此方爲表裏雙解之劑豈其然耶

龐氏曰小建中湯不用飴糖故芍藥爲君止痛復利邪故也

劉茝庭曰桂枝湯加倍芍藥既非發表亦與建中不同其旨攷小柴胡加減法曰若腹中痛者去黄芩加芍藥三兩成氏曰加芍藥以通壅又明理論

曰宜通而塞爲痛邪氣入裏裏氣不足寒氣壅之則腹中痛芍藥味酸苦微寒酸性泄而利中加之則裏氣得通而痛自已愚謂此方芍藥亦取通壅次條設當行大黃芍藥者語氣可以徵焉

柯氏曰滿而時痛是下利之兆大實而痛是燥屎之徵故倍加芍藥小變建中之劑少加大黃微示調胃之方也

太陰爲病脈弱其人續自便利設當行大黃芍藥者宜減之以其人胃氣弱易動故也易以豉翻○大陰爲病或曰爲字衍文提綱諸條外實無其例宜刪然金匱痓病篇痓爲病云云與此正同今仍依舊本文

此因上文加芍藥大黃而申戒胃氣弱者宜減也蓋太陰病脈浮緩或轉屬陽明或利盡病差若弱則胃寒之正脈其人今雖不便利而續必便利縱有腹滿實痛可用大黃芍藥下之證且宜減之何也以其人胃氣弱大便易於動利故也醫人用藥可不詳愼以保其中州之氣乎蓋太陰本因胃寒若其腐穢壅實者動變陽虛此不可輕下之戒張隱菴曰減者少其分兩也郭白雲曰以脈弱故知胃氣弱也案首節以脈浮而緩起文此節結以脈弱且前云脾家實腐穢當去此云胃氣弱易動互

言以見其義且脾與胃不必拘可以徵矣許氏弘曰脾實卽胃實此說太是要知太陰以胃寒爲的而實胃溫中乃其治也蓋首尾照應如此殆亦編次之微旨也令韶張氏曰當行大黃芍藥者亦宜減其分兩以胃氣弱脾雖實易動故也夫曰便利其非大實痛可知也曰設當行其不當行可知也總之傷寒無分六病一切皆以胃氣爲本

以上三章辨有胃寒纏實證

案本篇僅八章初節論總綱次節辨變證其治法要不過溫治瀉攻二途所謂溫治者卽

少陰厥陰諸法可通用故言四逆輩而不與其方溫攻者即揭桂枝加芍藥加大黃二方以示與陽明承氣等法不同也蓋本篇文非有缺略陽動陰靜一定之理其證候情機固不如三陽之多端也吳氏曰太陰篇文止八條方止四道可謂約略之至矣然汗下溫三法無不備具焉劉茝庭曰蓋本篇不過僅數條而陽明篇中反多本病證候此以其病雖有寒熱之異而部位則同故恐人錯認舉明之也曰不能食名中寒曰欲作固瘕曰攻其熱必噦曰欲作穀疸曰飲水則噦曰食穀欲嘔曰寒濕在裏皆是已然猶冒以陽明故諸家未之察耳

辨少陰病脈證并治

案少陰病者表虚寒證是也與太陽爲表裏而其人表陽衰邪氣中之不能相抗而直爲虚寒即所謂發於陰者是直中證也惟夫表之寒則裏亦寒故裏寒而病未入胃者屬之少陰矣又初發於陽而其人胃氣本弱汗下失法陽虚胃寒以爲本病更有不敢錯治而爲邪所奪因以變爲者即所謂陽變爲陰是傳變證也蓋少陰病有此二端而所謂傳變則自太陽若少陽來是以直中多専于表

傳變多專于裏然至其重則俱無不涉表裏也其脈則沉細微遲其證則心煩欲寐自利而渴惡寒而蜷厥冷外熱等是爲正候其治則四逆以溫經復陽實係的對而或主溫發或重溫裏俱從其宜其變則有胃中熱實轉陽明者或直中轉太陽屬厥陰亦有之只太陰則不必自本病變如果少陰之寒直入胃則陽氣暴脫而死矣是乃太較也且少陰與太陽相表裏而爲三陰之統領故兼挾諸證頗爲多端其證狀治法並條列于篇中抑魏

于千有言傷寒變遷無定或由陽而入陰或由陰而出陽陰陽互換之間豈可執一而論哉其說太確故表而出之

少陰之爲病脈微細但欲寐也

此少陰病之提綱脈微細者皆陰脈也但欲寐者陰靜而闔也夫陽主動而陰主靜動則闢而靜則闔理固然也然曰欲寐非能寐也所謂昏昏如夢者皆是陽虛陰盛之象蓋陰證難認又鮮證可徵故舉此二者爲提綱尤臻其妙以後凡稱少陰病者乃指此脈證而言也案綱領諸條太陽少陰二

篇脈證兼提如此篇唯論證俱不及脈此知太陽乃三陽之首而少陰果爲三陰之主故特揭脈象其餘皆以此二篇可以該之也

程氏曰凡陰脈皆沉與乎太陽之浮不必言矣陽明脈大微者大之反少陽脈弦細者弦之反沉兼微細陰證定矣

又曰諸篇首條所揭非證即病此只以欲寐爲及病證中之情態緣少陰多假總無真證可揭此條之但欲寐合後條之口中和皆從閒淡處授人以秦鏡

黄氏曰喜厚衣即惡寒也善瞌睡即但欲寐也

張氏曰傷寒邪在三陽太陽爲首邪在三陰少陰爲先少陰雖居太陰厥陰之中而實爲陰病之始以其與太陽表裏也

少陰病欲吐不吐心煩但欲寐五六日自利而渴者屬少陰也虛故引水自救若小便色白者少陰病形悉具小便白者以下焦虛有寒不能制水故令色白也

此舉少陰虛寒證候以辨其似陽熱也欲吐而不吐心煩虛陽格越於上或曰欲吐不吐蓋形容心

煩之辭也調胃承氣湯條曰不吐不下心煩語意正同亦通皆不急治之延至五六日下寒甚而自利津液亡而渴惟煩與渴尚似實熱以但欲寐微之則爲下焦寒而虛陽上迫無疑故曰屬少陰也要知此渴與口燥舌乾之渴不同乃因下焦無陽不能蒸騰氣液上焦無灌溉之潤故渴也上枯下竭津液枯涸故引水自救若小便色白者以下再揭示就溺色而驗虛實之法則所以反覆申明上文之意也言實熱作煩渴當小便赤濁今小便色白蓋赤白之色寒熱之分確然也乃煩與欲寐渴

與自利少陰病形悉具則其所以小便白者以下焦眞陽虛而有寒氣在下不能制化水尿故令色白也此其爲虛寒明甚特曰下焦者足見陰旣盛於下陽必格於上也如此者急當以溫經復陽爲治豈可以煩渴而誤攻其熱哉案篇中二虛字尤宜着眼也

程氏曰虛故引水自救非徒釋渴字指出一虛字來明其別于三陽證之實邪作渴也

汪氏曰此條論重在小便色白故篇中三言之

隱菴張氏曰莫氏曰病屬太陽其小便淸者知不

在裏仍在表也病屬少陰小便色白乃下焦虛寒不能制水則表裏陰陽不可執一而論或曰清與白亦各有別也

沉氏曰此少陰虛寒似乎熱證之辨也世但知四肢厥逆爲虛寒證詎知小便色白乃爲的驗乎

常氏曰可四逆湯甘草乾薑湯

病人脈陰陽俱緊反汗出者亡陽也此屬少陰法當咽痛而復吐利

此太陽變少陰之證陰陽俱緊傷寒脈也據脈當有頭痛發熱等候然傷寒當無汗而今反汗出則

陽虛不任無固其表至此緊脈亦屬陰寒故此爲
太陽變少陰也法當孤陽飛越而爲咽痛爲吐陰
寒下泄而復爲利然則醫工可不早爲之愼護乎
案脈經亡作無無亡陽卽無陽不可穿鑿說見前
魏氏曰玄武四逆附子辛湯斟酌用之可也
隱菴張氏曰此章當在屬字上看雖始自陽卽成
陰證

少陰病欬而下利讝語者被火氣刼故也小便必難
以強責少陰汗也強其兩翻
此下三節皆言少陰不可發汗之意少陰病欬而

下利因裏寒玄武湯中有此證惟讝語乃少陰本無是以被火刼火邪逼迫神氣浮越故也蓋欬而下利津液內亡强責求其汗則小便爲之涸竭故必難也此讝語由火而小便難由火之强責少陰汗下兩句即所以推原其故也

方氏曰强責謂過求也小便與汗皆血液也刼汗奪血則小便爲之涸竭故難也

令韶張氏曰蔣賓候曰少陰下利極多何曾皆是被火且被火未必下利惟讝語乃是被火經曰被火者必讝語故欬而下利讝語者當分看爲是

少陰病脈細沉數病爲在裏不可發汗

此條據脈斷證以申不可發汗之戒少陰病脈沉細數而身不發熱脈證俱屬裏寒無與表相干法當從溫經補陽爲治不可妄汗泄故雖麻附細辛湯亦在所禁況於太陽發表之劑乎薛愼菴曰人知數爲熱不知沉細中見數爲寒甚眞陰寒證脈常有一息七八至者盡槩此一數字中但按之無力而散耳宜深察也

周氏曰少陰本無發汗之理令禁發汗者恐人用麻黃附子細辛之屬也況其脈既微則陽虛已著

即不用表藥尚有眞陽外越之虞況可汗之而傷其陽乎

少陰病脈微不可發汗亡陽故也陽已虛尺脈弱濇者復不可下之（錢氏曰亡音無濇音色）

此結上文禁汗并禁下之義也脈微則陽氣大虛故不可發汗以再竭其陽亡陽脈經千金翼作無陽亡無古字通用程氏曰亡陽二字是少陰所禀與太陰其藏有寒也同看若陽已虛而其尺脈又弱濇則屬裏虛不足不惟不可發汗復不可下之以更竭其陰蓋尺以候裏弱濇即爲裏虛津枯之

脈也
程氏曰此條汗詳而下略者以少陰多自利證人固無肯輕下者也但拈出尺脈弱濇字則少陰之有大承氣湯證其尺脈必强而滑已伏見於此處矣
錢氏曰此條本爲少陰禁汗禁下而設故不言治然温經補陽之附子湯之類即其治也
柯氏曰陽虛者既不可汗即不可下玩復字可知其尺脈弱復不可下亦不可汗也
以上六章論少陰病綱領

少陰病脈緊至七八日自下利脈暴微手足反溫脈緊反去者爲欲解也雖煩下利必自愈

此下六節幷論少陰欲解之證少陰病脈緊則陰寒盛於裏矣至七八日而始自利則陰陽相持已久陽氣足以自守矣雖至下利而以緊急之脈忽變而爲輕軟之微則緊峭化而爲寬緩乃盛寒弛解之兆也是知與亡陽其脈自微不同矣且前此手足之冷者今反溫脈候之緊者今反去則陽回寒弛故爲欲解雖其人心煩然煩屬陽而爲邪祛正勝故雖七八日下利者亦自愈也案辨脈云脈

陰陽俱緊口中氣出脣口乾燥踡臥足冷鼻中涕出舌上胎滑勿妄治也到七日以來其人微發熱手足溫者此爲欲解也與此條相發當併攷

柯氏曰此條是同陽脈證

少陰病下利若利自止惡寒而踡手足溫者可治巨澄

貞斷

此亦少陰可治證陰寒在裏則胃陽不守而下利若利自止則胃氣復固不致于脫雖有惡寒踡臥陽虛不任之狀但使手足溫則胃氣未敗尚能溫煖四肢急用白通四逆之類陰寒可祛也真陽可

挽也故曰可治若下文惡寒踡臥而手足逆冷者即為眞陽敗絶而成不治矣案踡踡跼不伸也錢氏曰大凡熱者偃臥而手足弛散寒則踡臥而手足斂縮是也

喻氏曰惡寒踡臥證本虛寒利止手足溫則陽氣未虧其陰寒亦易散故可用溫法也

舒氏曰按下利止而手足溫者即所謂陽回利止也若利雖止而依然躁煩不安厥逆不回者陰盡也立死之候不可治

少陰病惡寒而踡時自煩欲去衣被者可治

此亦承上條而言也惡寒而踡陰寒證也然既無吐利陽氣尚持時自煩而欲去衣被陽勢尚爭非虛寒暴脫者比溫經復陽之治庶幾可施故曰可治案此段時自欲三字篇中眼目否則虛陽擾亂欲脫之象其豈可治乎

朱氏曰以上三節每節中自字宜玩

隱菴張氏曰時欲二字乃陽漸回欲復之義也

張氏曰設見躁逆悶亂擾攘不寧手足厥冷脈反躁急或散大無倫皆死證也

少陰中風脈陽微陰浮者爲欲愈

此舉少陰欲愈之脈。凡陰病得陽熱脈證者謂之中風。說既見太陰篇中。夫陽微雖少陰本脈陰浮裏氣未漓。所謂陰病現陽脈乃陽回陰退之兆。故爲欲愈。前少陰可治諸條詳證而略脈。故茲特言之耳。諸解闕疑無謂

少陰病欲解時從子至寅上

此言少陰病解之時。子丑寅爲陽氣生旺之地。故於此時而解也

喻氏曰各病皆解於所王之時而少陰獨解於陽生之時。陽進則陰退。陽長則陰消。正所謂陰得陽

則解也即是推之而少陰所重在眞陽不可識乎

少陰病吐利手足不逆冷反發熱者不死脈不至者灸少陰七壯

此又論少陰可治證併及火艾輔治之法少陰病吐而且利爲裏寒證矣以胃中之眞陽未衰衛外之陽氣尙持故不惟手足不逆冷併其身亦反發熱自非死候此與手足逆冷發熱而陽氣外脫者不同矣若既有可生之機而其脈不至者則由吐利而陰陽不相接續又非脈絶之比此宜急灸少陰以通其陽則脈可復也經文曰七壯恐非一穴

仍須溫中扶陽不待言案此條論惟曰少陰而不指某穴者殆與曰針足陽明同例凡週身之穴溫經通陽者皆可灸非必指少陰經穴也龐氏定爲太谿未中竅焉

程氏知曰前條通脈四逆湯是裏寒外熱手足逆冷而脈不至者也此條用灸法是裏寒外熱手足不逆冷而脈不至者也

少陰病八九日一身手足盡熱者以熱在膀胱必便血也

此論少陰便血證夫病屬少陰必惡寒逆冷故以

反發熱者爲陽回陰解而不死此少陰病至八九日之久一身手足盡熱者乃陰轉爲陽寒化爲熱是以知其熱迫下焦而妄行故必大便下血也案少陰主下焦前條下焦虛有寒對看便知舊注前謂腎移熱於膀胱藏邪傳府與經旨風馬無涉此段承上文發熱而及之然竊疑爲後段便血諸條中錯簡也

柯氏曰少陰傳陽證有二六七日腹脹不大便者是傳陽明八九日一身手足盡熱者是傳太陽

劉茝庭曰熱在膀胱即熱結下焦之義不是斥言

淨府桃核承氣抵當二條可徵也然則便血亦大便血明矣

少陰病但厥無汗而強發之必動其血未知從何道出或從口鼻或從目出者是名下厥上竭爲難治竭巨列翻

此章以下七節俱論列少陰死證而此條先揭難治一證但厥者陽氣不達于四肢也無汗者生陽衰微不能蒸達也而強發之不能作汗反動其經隧之血從空竅而出也蓋以汗爲血之液不汗則得血也然未知從何道之竅或從口鼻或從目者

錯逆妄行勢必上溢于陽竅而其出無定也此爲陽氣厥于下而陰血竭於上若欲溫復其陽則愈攻其血欲涼止其血則又損其陽故爲難治之證也嗚呼強發少陰汗其害如此豈非可畏乎此仲師所以首垂警戒也案此節亦承上便血而言疑爲後段便血中錯文矣

程氏曰太陽當汗之證尺中一遲輒不可汗曰營氣不足血少故也況強發少陰汗乎

少陰病惡寒身踡而利手足逆冷者不治

此論少陰不治證惡寒身踡而利手足逆冷陽氣

澌盡一綫無餘即用四逆等法回既絕之陽於無何有之鄉其不能挽回者多故曰不治前惡寒而踡證一曰利自止手足溫一曰時自煩欲去衣被有陽尚存者故可治此乃周身四支並無一點陽氣存所以為不治也

隱菴張氏曰按此節不言死而但言不治者乃少陰死證之總綱其下則分言死證之條目

程氏曰諸可治之證以陰寒雖勝而火種猶存着意燃炊尚堪續焰倘令陽根澌盡一綫無餘縱爾安鑪何從覓燧所以少陰病惡寒身踡而利手足

逆冷者不治有陰無陽故也雖有仁人之心與術徒付之無可奈何使早知助陽而抑陰也寧至此乎

又曰陽受氣於四肢雖主於脾實腎中生陽之氣所奉故手足之温與逆關於少陰者最重

少陰病吐利躁煩四逆者死

少陰病吐利躁煩則陰陽擾亂而竭絶可虞更加四肢厥逆胃陽亦敗故主死也案前曰不治此曰死造語稍異蓋不治雖乃施治遂不可治也死乃生機既澌令即死也

張氏曰此條與呉茱萸湯一條不殊何彼可治而此不可治耶必是已用溫中諸湯不愈轉加躁煩故主死耳

錢氏曰雖不言脈脈亦可知矣

少陰病下利止而頭眩時時自冒者死

前條利自止而手足溫則爲可治此則下利止而頭眩頭眩者頭目眩暈也且時時自冒冒者蒙冒昏暈也此眞陽上脫漫無根蔕故必死可見陽回而利止則生陽脫而利盡則死矣然既曰死證則頭眩自冒之外更有惡寒四逆等證及可死之脈

瞭然於言外矣案鬱冒汗出冒家汗出以表邪蒙昧於外也此乃陽氣敗竭而自冒益冒雖同而脈證逈殊矣

柯氏曰此非陽回而利止是水穀已竭無物更行也

令韶張氏曰蔣賓候曰此條死證全在頭眩自冒上看出若利止而頭不眩不冒此中土和也安能死乎

少陰病四逆惡寒而身踡脈不至不煩而躁者死

少陰病四肢厥逆惡寒身踡陰寒極矣加以脈不

至則生氣已絶若有煩無燥是皆有可回之陽今不煩而躁是有陰無陽雖不吐利亦主死案前條脈不至因反發熱故云不死又有脈不出者因外熱面赤知其陽未絶故有通脈四逆之治此則皆現純陰無陽之證仲師所以斷其死也

柯氏曰陽盛則煩陰極則躁煩屬氣躁屬形煩發于内躁見于外形從氣動也時自煩是陽漸回不煩而躁是氣先亡惟形獨存耳

少陰病六七日息高者死

少陰病六七日之久息高則真氣散走於胸中不

能復歸於氣海故主死也

魏氏曰息高氣逆者與時時自冒同一上脫也一眩冒而陽升不返一息高而氣根已剷同一理而分見其證者也故仲景俱以死期之

少陰病脈微細沉但欲臥汗出不煩自欲吐至五六日自利復煩躁不得臥寐者死

此詳舉脈證以總結上文之義脈微細而沉但欲臥少陰證具矣是當無汗今反汗出不煩者乃以亡陽之故也且自欲吐此陰寒上逆正當急溫失此不治因循至五六日加之自利復煩躁不得臥寐

者此眞陽擾亂外越欲絕之死證以時即溫之亦無及矣案六病篇中獨少陰歷言死證他篇間與死證未有如此之多端也要知少陰病是生死之關仲景示人當早爲匡救無致貽悞于噬臍也學者宜三復焉

張氏曰始先不煩今更煩躁始先欲寐今更不得臥寐所存一綫之陽擾亂如此可復收乎

以上十四章發明少陰病決死生之義而少陰病八九日及但厥無汗二條疑當移于後便血中蓋簡錯在于此矣

少陰病始得之反發熱脈沉者麻黄細辛附子湯主之

此論少陰直中專於表者證治始得之者篇首云發於陰是也蓋其人表氣素衰邪中之則不能相抗是以不敢爲陽熱而直爲虛寒矣然雖曰表乃虛寒而裏陽未太衰故邪氣稽留於表而反爲發熱也反者熱不當發而發之詞也況脈沉則斷知其爲表陽衰微無疑也當與麻黄附子細辛湯以溫發之

王氏曰如少陰病不一一逐條曰脈微細但欲寐

而總用少陰病三字括之者省文也
柯氏曰本條當有無汗惡寒證
周氏曰少陰與太陽相爲表裏故言少陰表證即太陽也
山田宗俊曰謂之反者對無熱惡寒發於陰爲言是蓋太陽少陰合病也
中西子文曰三陽主熱故以惡寒見其爲表也三陰主寒故以發熱徵其爲外也

麻黃細辛附子湯方

麻黃二兩去節　細辛二兩　附子一枚炮去皮破八片

右三味以水一斗先煮麻黃減二升去上沫內諸藥煮取三升去滓溫服一升日三服

此少陰溫發之主方附子細辛溫經散寒夫人知之用麻黃者以其發熱則邪猶連表未盡入裏猶可引之外達不用桂枝而用麻黃者蓋少陰始入之邪不早散之則恐併表裏為虛寒亡陽故欲專於表發非麻黃則不可然單任麻黃有與陽驟脫之虞故與附子相配使表透而陽氣不脫誠為溫發之神劑云

喻氏曰三陰之表法與三陽迥異三陰必以溫經

之藥爲表而少陰尤爲緊關故麻黃與附子合用俾外邪出而眞陽不出纔是少陰表法之正也

趙氏曰熟附配麻黃發中有補生附配乾薑補中有發仲景之旨微矣

山田宗俊曰仲景氏之用川附子其與乾薑配者皆生四逆通脈四逆白通加豬膽汁茯苓四逆乾薑附子諸劑是也其與他藥配者皆炮附子湯玄武湯麻黃附子細辛湯麻黃附子甘草湯甘草附子湯桂枝附子湯桂枝加附子湯桂枝去芍藥加附子湯芍藥甘草附子湯附子瀉心湯是也生川者

其證皆急炮用者其證皆緩可見生則峻烈炮則和緩療體自有別弁趙說不可從也

少陰病得之二三日麻黃附子甘草湯微發汗以二三日無裏證故微發汗也舊本證上脫裏字今因玉函脈經校定

此前證之稍緩者二三日承上文而言也此云二三日此始得之略多一二日矣多日數而無吐利厥逆諸裏證則邪仍在外而未及裏故當微汗以溫發之徐氏曰微云者因病情不即內入而輕爲外引也與麻黃附子甘草湯者蓋病勢稍緩治法亦緩也案此段不言脈沉者省文也且少陰虛寒

證尤重日期附子湯云一二日玄武湯云二三日不已黄連阿膠湯云二三日以上程郊倩所謂凡論中着日子處俱有深思不得草草讀過是也

周氏曰案此條當與前條合看補出無裏證三字知前條原無吐利燥渴裏證也前條已有反發熱三字而此條專言無裏證知此條亦有發熱表證也只因得之二三日津液漸耗比始得者不同故去細辛之辛散益以甘草之甘和相機施治分毫不爽耳

程氏曰既云微發汗矣仍用以字故字推原之足

見鄭重之意

錢氏曰曰無裏證則有表證可知

麻黃附子甘草湯方

麻黃二兩去節　甘草二兩炙　附子一枚炮去皮破八片

右三味以水七升先煮麻黃一兩沸去上沫內諸藥煮取三升去滓溫服一升日三服

此溫發之緩方以甘草易細辛而微發其汗比以緩之乃與辛以散之者又少間矣趙氏曰麻黃配細辛乃發汗之重劑麻黃配甘草乃發汗之輕劑

案此證設兼僅見嘔利一二裏證當專主救裏履

霜堅冰之戒醫人不可不尤加思焉

少陰病得之二三日以上心中煩不得臥黃連阿膠湯主之

此辨少陰病上焦燥熱證治蓋承上文二三日而及之也少陰病三字該脈沉細而微之診且所見必表寒之證可推知而始得後之二三日或至四五日心中煩不得臥者則孤陽上燔虛燥生熱擾亂胸中邪漸歸厥陰此雖因非邪熱滯鬱可比然又非薑附剛燥宜施故與黃連阿膠湯以滋燥補中則煩自解而病亦愈矣案但欲寐是少陰本證

今得之二三日後反不得臥明是變爲上焦燥熱故必藉清潤而不敢用薑附以助其熱也諸解合糊不晰

周氏曰二三日以上該以後之日而言之也

金鑑曰言以二三日少陰之但欲寐至四五日反變爲心中煩不得臥且無下利清穀欬而嘔之證知非寒也是以不用白通湯非飲也亦不用豬苓湯乃熱也故主以黃連阿膠湯

魏氏曰其人心中煩不得臥病雖在少陰而上焦見熱邪矣

黃連阿膠湯方

黃連四兩　黃芩二兩　芍藥二兩

雞子黃三枚　阿膠三兩一云三挺

右五味以水六升先煮三物取二升去滓內膠烊盡小冷內雞子黃攪令相得溫服七合日三服烊余章翻攪古巧翻

此少陰潤補之方芩連清肅瀉熱芍藥阿膠雞子黃三味以潤燥補中蓋清涼潤補相兼斯爲水升火降乃可滋陰和陽也柯氏曰此少陰之瀉心湯信然焉案葛仙翁肘後方移此方治大病差後虛

煩不得眠眼中痛疼懊憹殆亦善於活用者

中西子文曰下利膿血之因裏熱者亦宜此方

少陰病得之一二日口中和其背惡寒者當灸之附子湯主之

此少陰直中之劇證少陰病始得之一二日具沉細之脈欲寐之證而却不發熱經所謂無熱惡寒者也蓋其人裏陽素弱表氣從虛邪氣之中不特於表併裏直爲虛寒較諸麻附湯證專於表者爲尤重矣口中和者不渴不燥是無熱也背惡寒者陰寒氣盛也是當與附子湯以溫散外寒乃裏寒

亦從而解矣且須灸之以助陽消陰耳案經文不謂灸何穴凡周身經穴可溫經回陽者皆灸之可也此仲景之所以不敢爲印定而後說者却云可灸某穴殆刻舟求劍耳

松陵徐氏曰案自虎加人蔘湯亦有背微惡寒之證乃彼用寒凉此用溫熱何也葢惡寒既有微甚之不同而其相反處全在口中和與口燥渴之迴別故欲知裡證之寒熱全在渴不渴辨之此傷寒之要訣也

柯氏曰口中兼咽與舌言

附子湯方

附子二枚炮去皮破八片 茯苓三兩 人參二兩

朮四兩○舊本作白朮今刪去白字說已見前 芍藥四兩

右五味以水八升煮取三升去滓溫服一升日三服

此玄武湯倍朮附去薑易參之制乃為兼散表裏之寒而設故用炮附配參苓朮溫補而發之方中用芍藥者所以滋血液也

徐氏曰附子湯最為少陰直捷中正之方

劉茝庭曰此方與玄武相近而彼主在內濕此主

在外寒何則此附子倍用所以走外朮亦倍用所以散表恭仲景用朮多取治表用人蔘者間以救素弱之陽併制朮附之燥也夫附子之性雄悍慓熱散沍寒非元陽生則其力特猛救裏陽乎垂晩之際炮則其性稍緩走表分以溫經散寒但卒煎論之似治表宜力治猛裏宜性緩此殊不然若裏虛驟脫非急救則不可所以用生附寒濕纏綿迴矜則無功所以用炮附也

少陰病身體痛手足寒骨節痛脈沉者附子湯主之

此與前條同一證而更劇前條不言脈此條不舉

得之一二日云云證互相詳略也陰寒過盛陽氣不流營血滯澁故身體骨節皆痛耳且四支爲諸陽之本陽虛不充于四支所以手足寒是皆沉脈之見證也故亦以附子湯溫經散寒也案麻附細辛及甘草湯與本條並爲少陰直中證惟彼則表氣虛寒而裏陽尙持故陰寒專在於表其證爲輕此乃裏陽已衰而表氣從虛故併表裏爲虛寒其證爲重據此觀之雖二證同爲直中輕重劇易之分豈不較然耶

金鑑曰此承上條詳舉其證互發其義以出其治

也

劉茝庭曰附子湯二條傳變亦有如此證其方亦在傳變所必須故注家未敢謂爲直中但成氏引無熱惡寒以解之似有所見今詳其文曰背惡寒曰身體痛手足寒骨節疼痛俱爲表寒之候蓋陽氣素虧筋骨乏液寒邪因以浸漬所致故不似麻附證之有發熱設自非裏虛何以至此寒盛乎然則其兼見裏寒證者亦可推知也

以上五章釋少陰直中證治

少陰病下利便膿血者桃花湯主之

此辨釋少陰下焦滑脫證治言少陰病下利必脈微細但欲寐而復下利也下利日久大腸滑脫氣益內陷血隨下溜而便膿血巢源云血滲入於腸腸虛則泄故爲血痢是也若謂大腸傷損則乖矣又便膿血者惟是謂腸垢與血同出巢源痢候有膿涕及白膿如涕語可徵非如腸癰之真雜下膿血也（此劉茝庭說案脈要精微論云洩及便膿血）桃花湯乃温中固脫之劑或以此條證爲傳經之熱邪去經旨遠矣

錢氏曰桃花湯非濕熱暴利積多氣實之所宜蓋所以治陰寒虛滑之劑也

桃花湯方

赤石脂一斤一半全用一半篩末○篩音師周氏曰半全半末者意仲景爲便膿血非細故欲全力止脫特用石脂觔許但全用則氣味不出純末則又難於下咽殆亦斟酌其當而爲之者歟山田宗俊曰一半全用者與乾薑粳米同煎之也一半篩末者和湯服之也

乾薑一兩　粳米一升

右三味以水七升煮米令熟去滓溫服七合內赤石脂末方寸匕日三服若一服愈餘勿服

別錄赤石脂酸辛大溫治腸澼下利赤白此方石脂之濇以固腸胃乾薑之辛以散裏寒粳米即所以補胃元併所以護腸胃也吳崑曰用粳米者恐石脂性寒損胃故用

粳米以和之兼未服取其留黏收濇耳若一服愈餘勿服者赤脂猶石體恐過服傷腸胃也

隱菴張氏曰石脂色如桃花故名桃花湯

少陰病二三日至四五日腹痛小便不利下利不止便膿血者桃花湯主之

此再申上條之證治少陰病二三日以至四五日爲日已深腹痛者陰寒在裏氣滯腸間也小便不利者下焦無陽氣化不行水液并入大腸遂下利不止甚至津液滑脫而便膿血也故與花桃湯以溫胃散寒固腸止利也

汪氏曰少陰裏寒便膿血所下之物其色必黯而不鮮乃下焦虛寒水穀之津液為其凝泣醞釀於腸胃之中而為膿血非若火性急速而色鮮明者冰伏已久其色黯黑其氣不臭其人必脈微細神氣靜而腹不甚痛喜就溫暖欲得手按之腹痛即止斯為少陰寒利之徵

少陰病下利便膿血者可刺

此承上二節而申著其輔治之法本條用桃花湯不必言少陰病至下利便膿血氣已內陷則血亦隨雝刺之者即所以通其雍雝瘀通則腹痛可止

便血可發故雖虛寒滑脫不復妨也案舊注或以此條證與少陰病八九日一身手足盡熱者同熱在膀胱必便血也條同看悖矣

尤氏曰刺法未詳

林氏瀾曰刺者瀉其經氣而宣通之也下利便膿血既主桃花湯矣此復云可刺者如痞證利不止復利其小便與五苓散以救石脂禹餘糧之窮故此一刺亦以輔桃花湯之所不逮也

以上三章釋下利便血證治

少陰病吐利手足逆冷煩躁欲死者吳茱萸湯主之

此論少陰寒逆證治寒邪內甚則胃中陽氣受傷上逆而吐下攻而利一時暴發其證尤急況四肢稟氣於胃胃中陽氣傷則手足之氣不相接續故厥逆而冷也陰寒上逆與陽相爭故煩躁欲死劉茝庭曰欲死二字不過形容煩躁之狀與奔豚病發作欲死復還止同語例夫吳茱萸辛溫大熱溫中散寒爲專功故用以降逆回陽嘔利可止更以生薑之辛散爲輔可利既甚中氣大傷非用人蔘則無以奠安中土蔘棗相合可以和脾而安胃然蔘棗之用比茱萸生薑差少蓋因勢以爲權衡也

案少陰病吐利煩躁四逆者死同一證而彼則吐利日深陽氣既絶故薑附辛熱不能挽回此則吐利併起元陽驟虛故此湯以散寒降逆陽氣可復矣若夫玄武通脈諸方治利治嘔則以或吐或利不如是之急其法亦異也又此條當移于後四逆湯條中蓋錯簡在此矣

劉廉夫曰案吳茱萸湯之用有三陽明食穀欲嘔用之少陰吐利用之厥陰乾嘔吐涎沫者亦用之要皆以嘔吐逆氣爲主與四逆湯之吐利厥逆自異

少陰病下利咽痛胸滿心煩猪膚湯主之
此以下四章並釋咽痛證治雖冒以少陰病其機殆近厥陰言少陰病下利是爲其常而咽痛胸滿心煩乃上焦虛燥津液熯涸致此諸證然亦下寒上熱不可凉治只宜潤劑以滋其燥而其寒在所禁也故以猪膚湯主之要姑治標而急者非拔本之藥也或以此條證爲傳經之熱邪殊失經旨矣
山田宗俊曰胸滿心煩皆上焦有熱之候權與猪膚湯以治其標然非實熱即與白通加猪膽汁湯

之心煩相近者也

豬膚湯方

豬膚一斤○劉茝庭曰豬膚諸說不一案儀禮聘禮膚鮮魚鮮腊設扃鼏注曰膚豕肉也唯燖者有膚疏曰豕則有膚豚則無膚故士喪禮豚皆無膚以其皮薄故也又禮記內則疏曰麋膚魚醢者麋膚謂麋肉外膚食之以魚醢配之今合攷之則膚是爲肉之近外脂多者古義了然無庸別解矣中西子文曰本邦稀有豬膚以豬膏代可也

右一味以水一斗煑取五升去滓加白蜜一升白粉五合熬香和令相得溫分六服熬牛刀翻

豬膚專治咽痛外臺深師貼喉膏集驗烏扇膏並用豬膏脂治喉痛可徵白蜜潤燥以緩痛除煩白

粉即白米粉劉熙釋名粉分也研米令分散也貴氏曰米粉也加粉者取其戀滯且以補中氣也熬香二字殊屬米粉舊注兼豬膚說非是溫分六服者即所謂治上焦藥須少而數也

少陰病二三日咽痛者可與甘草湯不差與桔梗湯

此少陰咽痛之輕證二三日初感之時若咽痛而不兼下利則自無胸滿心煩之證惟是上焦虛熱爲客咽喉殆亦近厥陰者先宜甘草湯以緩之若不差者經脈有所阻礙可更加桔梗以開提之然終屬發于陰不必驟用寒涼也

喻氏曰此在二三日他證未具故用之若五六日則少陰之下利嘔逆諸證蜂起此法並未可用矣

甘草湯方

甘草三兩○隱菴張氏曰案本論湯方甘草其炙炙則助脾土而守中惟此生用生則和經脈而流通學者不可以其近而忽之也

右一味以水三升煮取一升半去滓溫服七合日二服

桔梗湯方

桔梗一兩　甘草二兩

右二味以水三升煮取一升去滓溫分再服

靈樞九針論形苦志苦病生於咽嗌治之以甘藥乃甘以緩之之義也此方甘草生用故不兼別味獨用以取專功矣桔梗湯更佐以辛苦開散之品別錄云療咽喉痛案單甘草湯功用頗多玉函經治小兒撮口今用以療懸癰及嘔吐不納水藥等證俱驗詳見拙著廣傷寒類方中又後人以甘桔二味通治咽喉諸疾本諸于此

少陰病咽中傷生瘡不能語言聲不出者苦酒湯主之瘡創同

此少陰咽痛之劇證言咽中爲痛所傷漸乃生創

其重可知不能言語聲音不出勢所必然也經文既言咽喉嚨即在其中此當用苦酒湯以斂創而豁痰則咽痛可愈因終是虛炎上逆狀不敢以寒涼用事也案瘡創古字通用見藏經音義曰瘡俗字也玉篇作戧說文作創韻英創痍也說文傷也

松陵徐氏以爲疑即陰火喉癬之類誤

隱菴張氏曰聲者語中之聲也不能語言聲不出各有分別

方氏曰咽傷而生瘡則比痛爲差重可知也

苦酒湯方

半夏洗破如棗核十四枚〇核下華齡劉蕆庭曰上字疑大字譌成本玉函核下有大字此可以徵然亦剩十字也燕僅是一雞子殼須用四枚適協其量

雞子一枚去黃內上苦酒著雞子殼中〇著張畧翻殼苦角翻麗氏曰苦酒卽米醋也案石藥爾雅酢一名苦酒本草陶氏曰酢亦謂之醯以有苦味俗呼爲苦酒劉熙釋名苦酒淳毒甚者酢苦也又張華博物志龍肉以醯漬之則文章生晉書本傳醯作苦酒可互徵上苦酒千金翼作上好苦酒知上是上好之義也

右二味內半夏著苦酒中以雞子殼置刀環中安火上令三沸去滓少少含嚥之不差更作三劑內音納環胡關翻嚥於甸翻吞也〇古今錄驗雞子湯作開雞子頭去中黃白云云刀環又作刀子環義非明宜參攷

此方半夏開結而滌涎蛋清苦潤斂創消腫則咽清而聲出也後人用治喉痺必効

方後煮法極細置刀環中謂令蛋殼不敢傾墜也案刀即錢之別名錯刀契刀（見漢書）皆古錢其端有環可以安雞卵環下函作鐶劉熙釋名刀到也其本曰環形似環也（董穀碧里雜存有刀圭説云中一孔即貫索之處是）柯氏曰置刀鐶中放火上只三沸即去滓此略見火氣不欲盡出其味意可知矣

松陵徐氏曰咽中生瘡此非湯劑之所能療此藥內治而兼外治法也

錢氏曰今之優人每過聲啞即以生雞子白啖之聲音即出亦此方之遺意也

少陰病咽中痛半夏散及湯主之

此又證之較重于甘草湯桔梗湯者前云咽痛者謂或左或右一處痛也此云咽中痛者便咽中皆痛也較之咽痛而有甚焉甚則涎纏于咽中故以半夏散逐涎散痛案少陰咽痛諸方皆不過一時於標或曰皆是權用之方信然

尤氏曰少陰咽痛甘不能緩者必以辛散之寒不能除者必以溫發之

程氏曰少陰之有咽痛皆下寒上熱津液搏結使然無厥陰撞氣故不成痺但視氣勢之微甚或潤或解或温總不用着凉劑

半夏散及湯方

半夏洗　桂枝去皮　甘草炙

右三味等分各别擣篩已合治之白飲和服方寸匕日三服若不能散服者以水一升煎七沸内散兩方寸匕更煮三沸下火令小冷少少嚥之舊本嚥之下有半夏有毒不當散服八字今從玉函成本刪去

此方半夏辛滑利咽喉而疎粘飲故以爲君佐以

甘草緩其痛桂枝亦和經脈而解咽痛案本草云桂枝主上氣欬逆結氣喉痹前注以為祛風解邪恐誤

方後已畢也外臺作畢又少少嚥之四字於咽痛最為親切

松陵徐氏曰本草半夏治咽喉腫痛桂枝治喉痹此乃咽喉之主藥後人以二味為禁藥何也

令韶張氏曰不能散服者言咽痛不能容散更以湯少少嚥之湯與散同一義也

以上五章釋少陰咽痛證治首一節當移于

後條中

少陰病下利白通湯主之

此少陰下利通陽之法言少陰病則必有脈微細但欲寐四支厥冷等證可知而所重特在下利盡下利既甚而陽不回者正以陰氣壅礙不有通之也故與此湯以溫其內通其陽則下利可止而眞陽可復矣

汪氏曰此方與四逆湯相類獨去甘草蓋驅寒欲其速辛烈之性取其驟發直達下焦故不欲甘以緩之也而猶頭在葱白少陰虛寒而偏於下利則

與陽氣隔絕不通藉附之力難能益陽不能使真陽之氣必入於陰中惟葱白味辛能通陽氣令陰得陽而利庶可愈矣蓋大辛大熱之藥不過藉以益人陽氣非有以通之令真陽和會而何以有濟也耶

隱庵張氏曰此下四節皆論少陰下利之證

白通湯方

葱白四莖古耕翻 乾薑一兩 附子一枚生去皮破八片

右三味以水三升煮取一升去滓分溫再服

此謂葱白能通陽氣故名白通湯即四逆湯內以

葱白甘草者葱白辛烈有温内以通陽之功南華所謂春月飲酒茹葱以通陽氣是也去甘草者蓋以其證特重陰寒窒塞隔絶陽氣不速通行之則斯須不救故甘草之緩亦在所不用視之四逆其證治自有緩急之殊也

錢氏曰所以用葱白者蓋爲陽氣不得流通下利脈微至厥逆無脈而設也夫脈者氣血流行之發現處也陰血非陽氣不行寒邪固閉陽氣鬱伏故以葱白通行陽氣助薑附溫經復脈之功耳（通脈四逆湯方注）

吊疑當字誤

中西子文曰四逆湯則以水三升煮取一升二合白通湯則煮取一升此其煎煮之不同法也

少陰病下利脈微者與白通湯利不止厥逆無脈乾嘔煩者白通加豬膽汁湯主之服湯脈暴出者死微續者生

此承上條復以其劇者言下利脈微元氣虛極內寒亦甚常用白通湯主之若服湯前之下利者今利不止前之脈微者今卽無脈況厥逆則陽氣既絕於四支乾嘔而煩孤陽虛泛將脫於上矣然至無脈兼陰亦虧損故用白通湯以通陽而加人尿

豬膽汁以益陰庶幾將絕之陰不致為陽藥所劫奪也但是等重證尤宜決其生死服湯脈暴出者乃藥力所迫藥力盡則索然而熄矣譬之燭欲燼而焱烈也故主死金匱云水病脈出者死尤氏曰出則上有而下絕無也出字與此同義微續者微微續續如春蠶抽絲如春山吐雲使益出而不易盡是生陽之氣漸復故可生也聖人恐人之或認此為彼故諄諄垂教其意切矣

汪氏曰少陰病脈原微細茲但言微者微為陽虛即下文無脈之漸也

周氏曰聖人轉憂藥投之後眞陽之所存者無幾遂因薑附之性不自支持脈即托出而已離根斷非吉兆又譬之冬盡春回必日進於溫和而始益矣

白通加豬膽汁湯方 醫本方名無汁字今因成本補

葱白四莖 乾薑一兩 附子一枚生去皮破八片

人尿五合○尿奴弔翻 豬膽汁一合

右五味以水三升煮取一升去滓內膽汁人尿和令相得分溫再服若無膽亦可用

人尿豬膽鹹苦寒之物併以通陽滋陰蒸白通湯

乃辛熱純陽之劑若無陰以和之恐亟絕之陰不免爲之劫奪方龍潭門童便能使陰與陽合而氣和平本草彙言引亦是意也成氏諸家以此方爲熱因寒用非是

方後若無膽亦可用此等急證遷延擔閣須臾不救人尿既有通陽滋陰之功則倉卒無膽亦可用也通脈四逆加豬膽湯云無豬膽以羊膽代之或曰本邦豬膽稀有宜以熊膽代用臨病之際須活潑潑地矣

少陰病二三日不已至四五日復痛小便不利四肢

沉重疼痛自下利者此爲有水氣其人或欬或小便利或下利或嘔皆玄武湯主之舊本作眞武湯案玄武作眞武係宋人避諱而今本沿之不改殆所謂陽秋景午非其時者故今據千金及翼校定以復其舊矣

此論少陰下利兼水氣者證治少陰病二三日不已至四五日之久腹痛下利陰寒已深矣設小便利是純寒而無水也今則小便不利既爲停水之徵且四肢沉重疼痛夫疼痛雖屬寒而沉重則兼濕豈非有水氣之明驗乎故其人或欬或嘔則水氣上逆之故或小便利則寒濕兼虛氣不收攝之故或下利疑當作不下利劉茝庭曰此條旣曰自

下利而又曰或下利語意重複或字下疑脫下字
中西子曰小便不利曰或小便利其例一也徐松
文說
陵曰其人以上四症或有或無種種諸證總不外
乎陰寒之水故惟主以玄武湯溫寒以制水也案
太陽與少陰爲表裏是以太陽有水主小靑龍湯
少陰有水主玄武湯其意未嘗不同而惟有寒熱
虛實之差別耳
柯氏曰爲有水氣是立玄武湯本意小便不利是
病根腹痛下利四肢沈重疼痛皆水氣爲患因小
便不利所致末句語意直接有水氣來

山田宗俊曰不已名謂其病不瘥枚乘七發云聽聖人辨士之言涊然汗出霍然病已又漢書宣帝紀孝武皇帝曾孫病已顏師古曰蓋以夙遭屯難而多病故名病已欲其速差也又內經中往往以已字爲瘥惟諸字書缺義故茲詳之

玄武湯方

茯苓三兩 芍藥三兩 朮二兩○舊本作白朮今刪白字

生薑三兩切 附子一枚炮去皮破八片

右五味以水八升煮取三升去滓溫服七合日三服若欬者加五味子半升細辛一兩乾薑一兩若

小便利者去茯苓若下利者去芍藥加乾薑二兩
若嘔者去附子加生薑足前爲半斤
名曰玄武湯者以附子色黑且能制水也此方爲
少陰温裏制水而設乃於附子湯去人蔘加生薑
者生薑辛温佐熱附以宣發水氣也
張氏兼善曰白通通脈玄武皆爲少陰下利而設
白通四逆附子皆生用惟玄武一證熟用者蓋附
子生用則温經散寒非乾薑佐之則不可炮熟則
益陽除濕川生薑相輔以爲宜矣然白通等湯以
下利爲重玄武湯證以寒濕爲先故用藥有輕重

之殊耳

錢氏曰加減法爲後世俗醫所增察其文理紕繆惡其紫之亂朱故逐一指摘其誤使學者有所別識云

朱氏曰嬴甚者去芍藥或少用之

武陵陳氏曰加減法係後人所附而非仲景原文矣注疏辨注引

成氏曰小青龍湯所主爲水飲與表寒相合而欬者玄武湯所主爲水飲與裏寒相合而欬者不可不知也明理論

少陰病下利清穀裏寒外熱手足厥逆脉微欲絶身反不惡寒其人面色赤或腹痛或乾嘔或咽痛或利止脉不出者通脉四逆湯主之

此申明少陰下利裏寒外熱證治葢四逆湯證而更加重一等者下利清穀少陰陰寒之證也裏寒外熱者寒甚於裏有陰無陽而無根失守之火浮越於外也手足厥逆則陽氣外虚脉微欲絶則生氣内弱夫内外俱虚身當惡寒今反不惡寒乃眞陰内脱虚陽外浮故其面戴陽爲赤色也陰陽既不相通所以有或爲諸證葢此時生氣已離亡在

俄頃四逆湯方亦緩故此湯大其制以溫裏回陽

成氏曰下利清穀手足厥逆脈微欲絕爲裏寒身熱不惡寒面色赤爲外熱此陰甚於內格陽於外不相通也

錢氏曰寒邪在裏或作腹痛陰氣上逆或作乾嘔陰盛迫陽于上或作咽痛寒凝水涸而利反止陰盛陽衰之極營血不流陽氣不行而至于脈不出者當以通脈四逆湯主之

中西子文曰其人下疑脫或字

通脈四逆湯方

甘草二兩炙 附子大者一枚生用去皮破八片
乾薑三兩強人可四兩
右三味以水三升煮取一升二合去滓分溫再服
其脈即出者愈面色赤者加蔥九莖腹中痛者去
蔥加芍藥二兩嘔者加生薑二兩咽痛者去芍藥
加桔梗一兩利止脈不出者去桔梗加人蔘二兩
病皆與方相應者乃服之玉函無去蔥去芍藥去桔梗八字汪氏曰此條衍文
此即四逆湯惟附子云大乾薑倍加分兩乃扶陽
抑陰之重劑曰通脈者以其能大壯元陽上持中

外而通欲絶之脈冠此二字以別於四逆湯耳蓋同一藥而分兩稍異則其治不同命名亦別也仲景立方之妙以爲精也歟或曰云通脈者加葱之謂方中無葱必傳寫之漏然霍亂篇通脈四逆加豬膽湯亦無有葱白則其說未可定然矣

汪氏曰其外反熱反不惡寒真陽尚在軀殼然必通其脈而脈即出始爲休徵設脈出艱遲其陽已隨熱勢外散又主死矣

松陵徐氏曰前云脈暴出者死此云即出者愈蓋暴出與即出不同暴出一時出盡即出言服藥後

少頃即徐徐微續也須善會之
錢氏曰加減法揣其詞義淺陋料非仲景本意何也原文中已先具諸或有之證然後出方立治則一通脈四逆湯其證皆可該矣豈庸續用加減邪況其立意庸惡陋劣要皆出于鄙俗之輩未敢竟削姑存之以備識者之鑑云
張氏兼善曰或謂白通湯及白通加豬膽湯玄武湯與通脈四逆湯皆爲少陰下利而設除用膽附相同其餘之藥俱各殊異何也蓋病殊則藥異夫少陰下利寒氣已甚非膽附則不能治然下利之

理無殊而兼用之證不一用藥故不同耳亦各從其宜也

金鑑曰論中扶陽抑陰之劑中寒陽微不能外達主以四逆中外俱寒陽氣虛甚主以附子陰盛於中格陽於外主以通脉是則可知四逆運行陽氣者也附子湯補陽氣者也白通宣通上下之陽者也通脈通達內外之陽者也

以上四章析少陰下利證治

少陰病四逆其人或欬或悸或小便不利或腹中痛或泄利下重者四逆散主之

此邪熱壅鬱于表裏之間而爲厥冷者其實非少
陰本證殆是係少陽變證蓋以其四逆故揭于此
而與寒厥相對看也夫四逆而無諸寒熱證即邪
鬱於半表裏而陽氣不得宣達於四肢是既無可
温之寒又無可下之熱惟宜疏暢其邪以泄其壅
滯或欬或悸或小便不利或腹痛或泄利總不過
邪壅一途故用四逆散主之案泄利下重者裏急
後重也與下利清穀自別矣
李氏中梓曰陰寒而四逆者非薑附不能療此證
雖云四逆不必甚冷或指頭微温或脈不沉微乃

陰中涵陽鬱怫氣不宣通是以逆冷也

錢氏曰成氏云四逆四支不溫也其說似與厥冷有異然論中或云厥或云厥逆或云四逆或云厥冷或云手足寒或云手足厥寒皆指手足厥冷而言也

劉茝庭曰此證不用小茈胡者以其壅鬱非枳實芍藥不能開洩不用大茈胡者以胃無實結蓋耶壅于表裏而爲厥者何啻少陰變來其揭於本篇者亦不使人與寒厥對看乎

四逆散方

甘草炙　枳實炙破水漬乾　柴胡

芍藥

右四味各十分擣篩白飲和服方寸匕日三服欬者加五味子乾薑各五分并主下利悸者加桂枝五分小便不利者加茯苓五分腹中痛者加附子一枚炮令拆泄利下重者先以水五升煮薤白三升煮取三升去滓以散三方寸匕內湯中煮取一升半分溫再服拆丑格翻薤胡介翻

四逆者因其所治之病而命之名耳乃於小柴胡湯去半夏黃芩人蔘大棗加枳實芍藥二味甘草

和中而達外枳實能宣通結滯芍藥兼疏通經脈柴胡乃開鬱達邪正藥兹爲輔正逐邪和解表裏之劑然此方性味和平且所服不過一方寸匕一日三服而已葢病在表裏之間或變爲三陰虛寒或轉爲陽明胃實未可審定故姑從事于斯方錢氏所謂正持其兩端觀釁而動之法與兵家無異是也

方後加減法即係後人補添然先以水五升煮薤白三升云云是乃後人煮散法所淵源也案煮散詳義見龐安時總病論文繁不錄宜參攷

汪氏曰案此方雖云治少陰實陽明少陽藥也

錢氏曰詳推後加減法凡原文中每具諸或有之證者皆有之如小柴胡湯小青龍湯玄武湯通脈四逆湯四逆散皆是也愚竊揆之以理恐未必皆出于仲景

少陰病下利六七日欬而嘔渴心煩不得眠者豬苓湯主之

此飲熱相搏之證殆亦少陰之變局也言少陰病下利六七日欬而嘔渴屬裏寒餘則不然水熱搏結上攻則欬中攻則嘔下攻則利飲邪內畜津液

不輸故渴熱薰於胸膈故心煩不得眠較之黃連阿膠湯不同視諸豬膚湯亦異宜借陽明豬苓湯以利水滋燥蓋陰陽雖殊而水熱相併則所共同也此證必小便不利不言者因方以省證也

周氏曰愚按病下利而兼欬嘔與渴心煩不臥而取於豬苓湯乎不知證見下利則小便必不利矣證見渴則熱已蓄於裏矣且欬嘔者必有水飲停積其熱並趨大腸漫無止期不得不以豬苓分利前穀而下利可已嘔欬與渴亦可已矣心煩不眠以本湯亦用阿膠故也況此湯獨汗多便燥者宜

禁今下利無汗豈非所宜乎

程氏曰數條中承氣從攻豬苓從滲黃連阿膠淸而滋四逆散和而解陰病見陽皆有顯然之證與眞陰寒證作比勘又何難遊刃有餘也

少陰病得之二三日口燥咽乾者急下之宜大承氣湯

此以下三節皆論急下乃少陰之變非少陰之常也得之二三日則言其自表寒而來也大抵此等證自表寒而變者爲多若裏寒者縱使温補太過不肯遽爲胃實也夫口中和者少陰證也茲則二三

三日而口燥咽乾亦必有胃實之證實熱之脈應之可知便是虛變爲實寒轉爲熱故當以大承氣湯急下之所謂急者如救焚溺宜急而不宜緩也

案攻下一途仲景恒遲回審顧不敢輕用今二三日乃下之何也蓋得病之初證屬少陰知其人津液素虧今既變爲陽明若復遷延須臾陽氣漸亡胃府敗損必至厥燥呃逆變證蠭起則下之無及矣所當辨之于蚤焉

程氏曰口中和者少陰證也二三日而口燥咽乾便見陽明證

錢氏曰大承氣爲仲景之所慎用在陽明篇中如脾約一證裏無大熱者卽以小承氣湯和之而不令大泄下矣其次或以調胃承氣湯和胃麻仁丸潤燥而已豈肯以大承氣而急用之于少陰證乎其故可思也

少陰病自利清水色純青心下必痛口乾燥者急下之宜大承氣湯舊本急作可今據玉函成本改正○清與圊通中西子曰清水之清當與清穀清血之清均爲圊字看殆與色純青文義始順

此亦少陰之變例也自利至淸水而無糟粕明係旁流之水色純青謂所下皆汚水也亦宜急與大

承氣湯以下之

程氏曰自利清水無穀渣色純青並無穀色穀留

故也痛在心下口且乾燥其燥屎攻胃而津液盡

燥故當與大承氣湯急救其陰津不必濡潤也

矣其有性因熱結傍流者以胃家實爲熱壅閉先

大便閉結續得下利純臭水全然無糞日三四度

或十數度宜大承氣湯得結糞也

少陰病六七日腹脹不大便者急下之宜大承氣湯

此條又少陰急下之證至于六七日腹脹不大便

爲日已久是少陰轉屬陽明與陽明篇腹滿痛者

急下之無異也然必驗其舌察其脈有不得不下之勢方可以大承氣湯下之耳否則未可輕試也舒氏曰少陰復轉陽明之證腹脹不大便者然必兼見舌胎乾燥惡熱飲冷方爲實證

少陰病脈沉者急温之宜四逆湯

此承上文急下而并及於急温脈沉乃沉微沉細沉遲之沉而爲陽虚裏寒之診若不急温之則陽氣愈亡惡寒身踡吐利煩燥四支厥逆脈不至等之變作矣故宜四逆湯案此段舉脈以略證稱太陽篇曰脈浮者病在表可發汗宜麻黄湯又曰脈

浮而數者可發汗宜麻黃湯之類不然則脈沉亦有可下者豈可恐溫之乎學者當從全書融會勿執一可也

吳氏人駒曰脈沉須別虛實及得病新久若得之多日及沉而實須從別論

少陰病飲食入口則吐心中溫溫欲吐復不能吐始得之手足寒脈弦遲者此胸中實不可下也當吐之若膈上有寒飲乾嘔者不可吐也當溫之宜四逆湯

溫慍
同

此論少陰亦有可吐可溫者飲食入口則吐胸中

盛滿而不能納也心下溫溫欲吐復不能吐似有物格拒始得之言病方起手足寒者乃胸中陽氣爲寒飲所阻不能通於四肢也脈弦遲者雖遲則寒弦則有力故知爲實此邪在上焦下之爲逆當吐之所謂在上者因而越之也若膈上有寒飲則是寒飲爲阻留而胸中無實結故唯乾嘔有聲而無物出是不可吐之而當溫之宜四逆湯恭溫之則寒散而飲亦去矣

黄氏曰議論甚明當作二段看瓜蔕散

尤氏曰實可下而胸中實則不可下飲可吐而寒

飲則不可吐仲景立法明辨詳審如此

少陰病下利脈微濇嘔而汗出必數更衣反少者當
溫其上灸之

此舉艾灸輔治之法以總結上文脈微則陽氣衰濇則陰血少陰寒上逆則嘔下走則利表陽不護則汗出必數更衣反少者㘴坐努責而所下之物不多乃氣滯下焦可知故當溫其上灸之尤氏曰灸法未詳錢氏曰仲景無明文未可強解並是然愚竊以理揆之凡其腹上天樞氣會等穴當灸之以升提其陽即驗非必謂灸巔頂百會及服升陽

之藥而溫其上也

錢氏曰即前所謂當灸之附子湯主之之法

舒氏曰此證陽虛氣墜陰弱津衰故數更衣而出弓反少也更衣者古人如廁大便必更衣出弓者矢去也

以上八章釋少陰可攻可溫之義○案少陰一篇首節總綱次節死生之訣而後論直中諸證更揭其治方曰麻附細辛曰麻附甘草曰黃連阿膠曰附子其次下利便血證治曰桃花湯及刺法其次咽痛證治曰豬膚湯曰甘草湯曰桔梗湯曰苦酒湯曰半夏散及湯

此殆涉厥陰者也。卻承前段滑脫之利，而論虛寒下利證治，曰白通，曰白通加豬膽，曰玄武，曰通脈四逆。其間有通陽之法，有回陽之法，有逐水之治。蓋少陰虛寒證治，盡于此矣。然虛變為實，寒轉為熱，病情之變化無測，其機於是。後舉四逆散及豬苓湯二方，而併及急下急溫諸候，以見少陰之可攻可溫，而結以灸法，則知少陰之遂屬虛寒，而溫熱之治匪可斯須離也。夫陽多實，陰多虛，陽易治，陰難治，乃一定之理，而少陰實為三陰之首，須故本篇中歷敘死候，觀之他篇不翅蓓蓰，抑仲景之用心親切著明，而教深矣。苟志斯道者，其亦不可不以眷眷服膺也。

傷寒論疏義卷五 終

傷寒論疏義卷第六

江都　喜多村直寛士栗　學

辨厥陰病脈證并治

案厥陰病者半表半裏寒證是也與少陽爲表裏而其位主上焦夫熱浮寒沉乃理之常是以少陽之往來寒熱變爲厥陰之上熱下寒且厥陰雖屬寒倘或胃氣有熱表裏之寒熱相交争而爲寒熱互勝證盖上熱下寒與寒熱互勝者非敢有二證也其受病必自太陽若少陰方氏曰盖厥陰邪由少陽傳來魏氏曰少陰傳厥陰二說非是而

少陽則部位相同故尤易致變其脈則沉細微遲而熱勝則或數或浮寒勝則或厥或絶其證則消渴氣上撞心心中疼熱者上熱之徵也饑而不欲食食則吐蚘下之利不止者下寒之驗也若夫寒熱互勝則厥熱互發其治法溫涼相錯清補兼施如烏梅丸及乾薑芩連人蔘湯是也唯其陰陽和平則就快愈蓋熱袪而陽澌則死更有胃中燥熱而轉陽明者亦局外之變也（篇中厥利下及下利讝語條蓋指此證）或言半表半裏非寒可羈離之地是殆不然

也瘧疾屬半表裏證而尚有寒多者楊仁齋日寒瘧自感寒而得金匱濕病胸中有寒丹田有熱亦足以見一端矣或言厥陰乃陰之極陰極而陽生然三陰極則皆變陽豈曾厥陰果如其說則太陽當為陽之盛大陽明當為兩陽合明仲景寧微陰陽之證候不拘名目之如何也且厥陰居六篇之末是以前輩指為陰中至劇證此亦依熱論而立敘名病之傳變焉得同於篇目之次而前人不察夢語紛呶豈非可笑哉柯氏曰少陽咽乾即厥陰消渴之機胸脇苦滿即氣上撞心之兆心煩即熱之初不欲食是飢不欲食之朕喜嘔即吐蚘之漸故少陽不解轉屬厥陰而病危

厥陰病衰轉屬少陽而欲愈如傷寒熱少厥微指頭寒不欲食至數日熱除欲得食其病愈者是已喻氏曰按厥陰篇中次第不一有純陽無陰之證有純陰無陽之證有陰陽差多差少之證大率陽脈陽證當取三陽治法陰脈陰證當合用少陰治法厥陰病見陽爲易愈見陰爲難痊二家之言頗得經旨故拈於此

厥陰之爲病消渴氣上撞心心中疼熱飢而不欲食食則吐蚘下之利不止撞宅江翻蚘戶恢翻蛔同

此論厥陰病之總綱消渴謂飲水多而渴不止其水如消也消渴者言有熱也撞衝古字通突也擊也氣上衝心熱氣上逆也疼熱者熱甚也心中疼熱陽熱在上也以上皆上熱之證飢而不欲食寒

迫胃中也胃陽失權蚘不安其居故不納食與食則吐之蚘亦隨吐出蓋勢所必然也若因其上熱誤下之則上熱未必即去而下寒必更加甚故利不止也以上皆下冷之徵。楊士瀛曰蓋熱在上焦而中焦下焦虛寒無熱耳是也以下凡云厥陰病者皆指此證而言之也

程氏曰食則吐蚘則胃中自冷可知以此句結前證以見烏梅丸爲厥陰之主方不但治蚘宜之也其厥利發熱則厥陰之本證胃虛藏寒下之則上熱未除下寒益甚故利不止

劉茝庭曰巢源有冷熱不調候云陽并於上則上熱陰并於下則下冷而無上冷下熱之證其故何也蓋火性炎上水性就下病冷熱不調則熱必浮于上寒必沉于下是所以無下熱上冷之候也凡誤下之證下焦之陽驟虛氣必上逆則上焦之實反因下而成實以火氣不下行故為上熱下冷之證此誠足以發本病之理蘊

金鑑曰厥陰者與少陽為表裏者也故其為病陰陽錯雜寒熱混淆所以少陽不解傳變厥陰而病危厥陰病衰轉屬少陽為欲愈

厥陰中風。脈微浮爲欲愈。不浮爲未愈聖惠方宜建中湯作攻

此揭明厥陰病愈之脈。凡三陰云中風者。皆指陰病見陽熱脈證而言。說既見前。脈微厥陰脈也。浮表陽脈也。是半表裏之寒將去而病機向表。故爲陽已復。而病欲愈也。但微而不浮。則陽氣未復。故爲未愈也

成氏曰。經曰陰病見陽脈而生。浮者陽也。厥陰中風脈微浮。爲邪氣還表。向汗之兆。故云欲愈

令韶張氏曰。王聖欽曰。陽病得陰脈者死。不浮者必即是陰脈。故止未愈。不曰沉而曰不浮。下字極

活

尤氏曰此證必兼有發熱微汗等候仲景不言者以脈該證也

厥陰病。欲解時。從丑至卯上。

此言厥陰病解之時義與前篇同

令韶張氏曰少陽旺于寅卯從丑至卯陰盡而陽生也厥陰病解于此時者中見少陽之化也徐上扶曰三陽解時在三陽旺時而解三陰解時亦從三陽旺時而解傷寒以生陽爲主也

厥陰病。渴欲飲水者。少少與之愈。

此辨厥陰消渴與水之義言消渴乃厥陰中一證渴欲飲水者爲熱之故少少與之則愈蓋不妨僅潤上焦也若多與之則太陽已有明戒況厥陰乎其致停蓄釀禍必矣

劉廉夫曰案此段言愈者僅是渴之一證得水而愈耳非曰厥陰病愈也諸注誤

以上四章論厥陰病總綱

諸四逆厥者不可下之虛家亦然

此論四逆不可下以起下文之意諸字該下文諸厥條而言凡四逆厥者爲陰陽不相順接之故治

法當交通陰陽不可下之雖乃云熱厥者應下之然方其逆厥之時不敢輕試也虛家亦然者氣血本虛家胃氣不固故雖不厥逆亦不可下也

隱菴張氏曰此節何以言諸四逆厥復言虛家曰仲祖之書脈絡如灰線詳意如盤珠觸類旁通因此悟彼處處皆然不獨此也

傷寒先厥後發熱而利者必自止見厥復利

此以下諸節并論寒熱互勝之義厥逆屬陰發熱屬陽先後發熱而利必自止者是陰退而陽進也見厥復利者是陽退而陰進也可知厥熱乃陰陽

厥陰病。欲解時。從丑至卯上

此章ハ厥陰病解スルノ時ヲ申シマシタノデ矣。

義ハ前篇ト同意ニコサリマシテ。三陰三陽ノ六

經ヘ。十二支ヲ配當致シマシテ。解スルノ時ヲ掲マシ

タノテコサリマス。

厥陰病之義ハ。前條講義モコサリマスレハ略シマスル

此解スルノ字ハ。大陽之篇ニモ。邪散而病去也トゴ

サリマス。又張氏ノ説ニ。少陽ハ寅卯ニ旺ス。丑ヨリ寅

ニ至リマシテ。陰ガノコラス盡マスルカラ。陽ガ生ジマスル

ノテ矣。厥陰病此時ニ解スルト云ノハ。中ニ少陽ノ

化ヲ見ハシマスルカライテ矣。又徐上扶之説ニ。三陽ノ解スル時ハ三陽之旺時ニ在テ解シマスル。三陰之解スル時モ。亦ヤハリ三陽之旺時ニ従テ解シマスル。總テ傷寒ハ生陽ヲ以テ主サト致シマスレハ矣

厥陰病渴欲飲水者。少々與之愈

此ハ厥陰病消渴ニ水ヲ与フルノ義ヲ辨シマシタ條ニコサリマス。言バ消渴ハ。乃チ厥陰中ノ一證テ弁リマシテ。渴シテノ水ヲ飲ニト欲シマスルノハ高熱ノ故テ矣。少々与之則愈ユルノハ。僅ニ上焦ヲ潤シマスルニ。妨ハコサリマセニ。若シフトシテ多ク与ヘマスレハ則大陽之

篇ニモ噀ハ灌ノ戒モコサリマス通リ。大害ヲナシマスル。
内經ニ曰。胃不和則臥ス安カラズ。乃因
胃中無津液故欲得飲水止渇與水以潤
之則胃中和而自愈。然レモ不可恣所欲須ラク
少々与テ飲之。猶所謂能飲一斗者与五升之
義。乃チ太陽病ニテモ此ノ如クデコサリマス。況ヤ
厥陰病ニ多ク与マスレハ。其停蓄メ禍ヲ醸シマスル
義ハ必定デコサリマス。
劉廉夫ノ案ニ。此段愈ルト云ノハ。僅ニ渇ノ一證斗
リ得テ水ヲ愈ユルト云ノデ。厥陰病ノ愈ユルト云ノテハゴ

サリマセン。諸註訛レリトコサリマス此案可キ然矣

以上ノ四章ハ厥陰病ノ總綱ヲ論シマシテ。厥陰病ニ必

アル処ノ症ヲ論シマシタ矣

諸四逆厥者。不可下之。虚家モ亦然。

此ハ論四逆不可下ス以起ス下文之意ヲマシタノテ矣。

此諸ノ字ハ下文ノ諸厥ノ條ヲ。ノコサヌヨフニ該テ

言マシタノテ矣。凡四逆厥ト言シマスルノハ。陰ト陽ト

相椄ハリマセン故テ矣。療治ノ仕ヨウモ。專ラ陰

陽ヲ通ハシマシテ。下シマシテハナリマセン症テ矣。乃

熱厥スルモノハ。之ヲ下スガヨイト言シマストテモ。然

レドモ其逆厥ノ時ニ方リマシテハ下之ヲ法メツタニ輕々シク試ミラレマセン虛家モ亦然リトハ未タ病マセン前ニ氣血ノ本虛家ヲ言マシタノテ矣虛家ハ胃氣固マリノマセン故ニ厥逆致シマセントテモ亦ヤハリ下サレマセン症テノ矣

傷寒先厥後發熱而利者必自止見厥復利

此ヨリ以下ノ諸節並論寒熱互勝之義章ニ矣

傷寒先厥後發熱而利言傷寒表症罷先見厥利而後發熱非陰症始病便見厥利也

厥逆ハ陰ニ屬シマシテノ陰氣ガ勝マスレハ厥逆ノ

下利致シマスル。發熱ハ陽ニ屬シマシテ。陽氣ガ復シマスレハ發熱シテ下利ガ自ラ止マスル。是ハ陰ガ退マシテ。陽ガ進ミマスルノデ矣。厥ヲ見セハ復利スルトハ。陰氣還テ勝マシテ。復下利致シマスル。是ハ陽ガ退マシテ。陰ガ進ミマスレハテ矣。

張氏ノ說ニ。先厥後發熱而利必自止。乃チ厥陰之常候。下文見厥復利。乃預爲防變之辭。設厥利止而熱不已。反見咽痛喉痺。或便膿血。又爲陽熱有餘之證矣

進退之機也

張氏曰先厥後發熱而利必自止乃厥陰之常候下文見厥復利乃預爲防變之辭設厥利止而熱不已反見咽痛喉痺或便膿血又爲陽熱有餘之證矣

傷寒始發熱六日厥反九日而利凡厥利者當不能食今反能食者恐爲除中食以索餅不發熱者知胃氣尚在必愈恐暴熱來出而復去也後三日脈之其熱續在者期之旦日夜半愈所以然者本發熱六日厥反九日復發熱三日并前六日亦爲九日與厥相

應故期之旦日夜半愈後三日脈之而脈數其熱不
罷者此爲熱氣有餘必發癰膿也食以之食音飼巳 巨者至素要論曰
巳曰食他曰飼也方氏曰食與飼同食以飼之也
○舊本上後三日作後日今據玉函成本校補
此又釋前條之義言傷寒已屬厥陰始發熱六日
熱後厥者九日厥較發熱多三日是胃氣衰弱不
能達于四支故厥多而且利大凡厥冷下利者中
氣已寒當不能食今反能食者似乎胃氣已同但
恐爲下文之除中則胃陽欲絕中氣將除虛陽暫
餤引食自救未可知也恐者疑而未定之辭也始
且食以索餅餅即麪也索餅謂麥麪之線索而長

者劉熙釋名云餅并也溲麪使合并也索餅隨形而名之錢氏曰疑即今之條子麪取其易化也若食後不發熱者自是胃陽有守不爲食而泄爲中氣尚在故可懸斷其必愈然據下文則非食後無微熱惟不發暴熱耳若食後暴熱來出而復去則是除中孤陽得食而外走胃中眞氣已敗亡如燈將滅而復明之意此頃刻而不救之證也蓋再舉除中候以結上文乃食後不暴發熱俟三日脈之而其熱微續不已則是厥與熱日期相應陰陽無偏勝當期之旦日夜半而愈旦日夜半者明日夜

半陽氣將伺之候所謂厥陰病欲解時自丑至卯上也史項羽紀旦日享士卒又項自謂沛公曰旦日不可不蚤自來謝項王於是項伯復夜去又倉公傳載公乘項處診籍云當旦日日夕死又云處旦日死并明日也所以然者已下至夜半愈乃反覆申明上文之義六日九日不必拘要之厥熱相應則陰陽無偏勝故必愈若其後三日又脈之而仍數不解其熱不罷者此爲熱氣有餘留連營衛隨其蘊蓄之處發癰膿也柯氏曰俗所謂留毒傷寒者是也

程氏曰始發熱始字非從太陽說起始得之反發熱脈沉雖似少陰而沉中見數凡消渴氣上撞心

等兼證自是不同
魏氏曰凡仲景言日皆約略之辭如兆九日之說亦未可拘總以熱與厥較其均平耳如熱七八日厥七八日亦可熱五六日厥五六日但可不過較是其陰陽盛衰非定謂必熱九日厥九日方可驗準也
舒氏曰按熱則胃陽尚在不熱胃陽去矣不發熱不守應是微字與下文暴字相照以其證雖熱發熱宜微不宜暴微則陽和有象暴則脫離之機故曰恐暴熱來出而復去也

劉蔭庭曰按此證食索餅後分爲三證一爲不發熱而自愈此胃氣有守不爲食而泄也食乃爲佳兆一爲除中暴熱來出而復去一爲熱來而續在者

傷寒脈遲六七日而反與黃芩湯徹其熱脈遲爲寒今與黃芩湯復除其熱腹中應冷當不能食今反能食此名除中必死徹撤同韻會徹經典通作撤錢氏曰徹讀爲撤

此章再申除中之義脈遲爲寒不待智者而後知也六七日蓋承上文而言當必有厥利候或陽回發熱利未止之時粗工不知誤認以爲太少合病

因與黄芩湯徹其熱徹即除也又脈遲云云者乃申明除其熱之誤也腹中應冷張氏曰腹中即胃中也是胃中無熱當不能食今反能食者此名除中不必食以索餅而知其必死也案上條脈數此條脈遲是爲一篇眼目對看自明

令韶張氏曰除者去也中者中氣也乃中氣除去欲引外食以自救也

柯氏曰除中則中空無陽反見善食之狀俗云食祿將盡者是也

程氏曰厥陰之有消渴除中同一病機皆下寒而

上熱也胃氣在則爲消渴胃氣亡則爲除中

程氏知曰言脈遲爲寒不宜更用寒藥以致有除中之變也中氣爲陰寒革除則胃中無根之陽氣將欲盡除而求救於食故爲死證

傷寒先厥後發熱下利必自止而反汗出咽中痛者其喉爲痺發熱無汗而利必自止若不止必便膿血便膿血者其喉不痺

此厥陰熱勝證傷寒先厥後發熱下利必自止陽勝變熱其病爲欲愈矣乃反汗出咽中痛是熱邪有餘陰液傷而火氣上撞也其喉爲痺痺者閉也

此以咽中痛甚其喉必閉而不通也又既發熱雖無汗爲其陽已回所以利亦必自止若不止則明無汗是係熱菀在裏必主便膿血熱邪泄於下則不干於上故云其喉不痺也案此段厥陰證半表之寒袪而半裏之熱勝是猶與少陽之往來寒熱而變虛寒或轉實熱同一機轍也注家指爲陰盡陽生果爾則太陽亦可爲陽盛屬邪乎詎不違經旨之甚

喻氏曰既發熱雖無汗爲其陽已回所以利亦必自止若不止則無汗明係邪不外出熱鬱在裏必

主便膿血也

汪氏曰若發熱則自愈者元氣雖不足不至太虛故得愈也元氣太虛之人不能發熱但厥而至於死者此真陽脫也有發熱而仍厥者此陽氣雖復而不及全頼熱藥以扶之也有發熱而至於喉痺便膿血如上證者此陽氣雖復而太過其力不能勝邪熱全頼涼藥以平之也余疑此條證或於發厥之時過服熱藥而至於此學者臨證宜細辨之

金鑑曰便膿血者其喉不痺謂熱邪下利而不復上病咽痛也可知下利止其喉為痺者謂熱邪已

上病咽痛即不復下病下利也
隱菴張氏曰夫先厥後熱下利且止則陰陽似和其病當愈而反汗出咽中痛者陰液虛而火氣盛也

傷寒一二日至四五日厥者必發熱前熱者後必厥厥深者熱亦深厥微者熱亦微厥應下之而反發汗者必口傷爛赤

此章言熱伏于內而厥見于外之證一二日至四五日皆設以爲驗之辭俱不可以日拘也下條厥熱各五日亦然厥者必發熱即前厥者後必發熱

之省文也言或有前厥者是熱先鬱于裏後日必熱發于外之證或有前熱者是熱先外達後日必熱閉于內而厥矣或曰本經必字須決後來之辭必發熱後必厥是雙關法厥深熱深厥微熱微者厥冷之甚者則其發熱亦甚爲熱之甚也厥冷之微者則其發熱亦微爲邪之輕也但須用破陽行陰之劑以下其熱則菀者伸逆者順乃厥自回矣而醫工不知但認一二日發熱爲表熱而反用辛溫發散之品寧不引熱勢上行乎口傷爛赤與喉痺互意案此條陽極似陰之證固屬陽明熱實但

以其厥者與本病相類故揭于此篇殊與下白虎湯條同義又案前云諸四逆厥者不可下之此云厥應下之何也蓋彼乃陽虛之厥此即陽菀之厥故不同矣然見既曰諸四逆厥則知雖熱厥亦未可驟峻攻大下也嗚虖聖人之垂教其意微矣

錢氏曰謂之熱厥者邪氣在裏阻絕陽氣不得通達流注于四肢而厥也與陽虛之厥冷逈異故應下之使熱邪下泄則陽氣流通矣

汪氏曰先賢謂熱厥手足雖厥冷而或有温時手足雖逆冷而手足掌心必煖戴院使又以指甲之

煖冷別熱寒二厥臨病之工慎之

傷寒病厥五日熱亦五日設六日當復厥不厥者自愈厥終不過五日以熱五日故知自愈

此申上文厥者必熱熱者必厥之義厥五日熱亦五日至六日當復厥而不厥則熱厥相半陰陽對待然後二氣均平而必自愈

程氏曰條中五日字不必拘熱與厥大約以日準日等氣平而不加厥則陰陽已和順矣末三句即上句注脚云自愈者見厥熱已平其他些小之別諸舉不足言矣

金鑑曰傷寒邪傳厥陰陰陽錯雜爲病若陽交於陰是陰中有陽則不厥冷陰交於陽是陽中有陰則不發熱惟陰盛不交於陽陰自爲陰則厥冷也陽亢不交於陰陽自爲陽則發熱也蓋厥熱相勝則逆逆則病進厥熱相平則順順則病愈

魏氏曰觀于證之一日間日三日發之遲速不同則少陽之往來寒熱厥陰之忽熱忽厥皆邪著半表裏之證也

凡厥者陰陽氣不相順接便爲厥厥者手足逆冷是也舊本逆冷下有者字今據玉函成本刪去

此解致厥之由及厥者之證以結上文厥熱之義併起下文諸厥之病乃承上接下之辭也凡厥者総寒熱二厥言之陰陽不相順接者謂陰陽之氣不相順接交通也夫厥之爲證何即手足逆冷是也劉松峯曰四肢厥逆手足稍先凉漸逆而上至膊腿皆凉逆字得之太明蓋其病有寒熱二途而其治自溫清懸隔故仲景於此篇先辨之使人詳諦其因不得妄投混施也案論中曰四逆曰厥曰厥冷曰厥寒曰手足逆冷曰手足厥冷曰手足厥逆冷並手足寒冷之義無太分別王氏安道嘗辨

之而其曰四逆曰手足亦惟變文耳詳見閔氏闡要編文繁不錄舊注鑿看皆謬程氏曰人惟陽得下行以接乎陰則陰中有陽而無厥證唯陰得上行以接乎陽則陽中有陰而無發熱證此之謂順

傷寒脈微而厥至七八日膚冷其人躁無暫安時者此為藏厥非蚘厥也蚘厥者其人當吐蚘令病者靜而復時煩者此為藏寒蚘上入其膈故煩須臾復止得食而嘔又煩者蚘聞食臭出其人當自吐蚘蚘厥者烏梅丸主之又主久利案舒氏曰末句又主久利夫久痢多屬虛寒滑脫法

宜溫補兜濇于中又未字明其證屬虛屬實知其所言久利果何證耶叔和悞人甚矣此說未知當否然又上久利四字玉函所無疑係後人闌補姑仍其舊矣

此分別藏厥蚘厥之異也盖蚘厥亦屬上熱下寒即厥陰一證傷寒脈微而厥皆虛寒無陽之象統二證言之至七八日不回手足厥逆而更通身膚冷躁無暫安之時者此自是少陰之藏厥而非厥陰之蚘厥也若夫蚘厥者其人當吐蚘令病者靜而復時煩與藏厥之躁無暫安者迥殊矣討其所以然此為藏寒蚘上入其膈盖此證膈熱胃寒蚘避寒就温蚘在膈則心煩然膈上蚘非宜久留之

地故旋于胃則須臾復止而靜也魏氏曰此爲藏寒此藏字即指胃內經十二藏并府以言藏也得食而嘔又煩者胃陽無權蛔不安其居每僅聞食臭又上出于膈故得食則嘔且煩而蛔亦從嘔而出此所以其人當吐蛔也要之厥陰中表裏之寒與少陰之純寒無陽自有變差故藥亦以寒熱相錯者主治之視之白通四逆偏於溫熱豈不逕庭乎夫蛔厥既主以烏梅丸而又主久利者以此藥性味酸苦辛溫寒熱並用能解陰陽錯雜寒熱混淆之邪也

龐氏曰藏厥宜四逆湯輩極冷服之其厥不回者死

程氏曰言蚘厥而先之以藏厥者不過借此形彼見蚘厥

柯氏曰藏厥蚘厥細辨在煩躁藏寒則躁而不煩内熱則煩而不躁其人靜而時煩與躁而無暫安者逈殊矣此與氣上撞心心中疼熱饑不能食食即吐蚘者互文以見意也看厥陰諸證與本方相符下之利不止與又主久利句合乃烏梅丸爲厥陰主方非只爲蚘厥之劑矣

烏梅丸方

烏梅三百枚　細辛六兩　乾薑十兩

黄連十六兩　當歸四兩　附子六兩炮去皮

蜀椒四兩去汗○本草陶氏曰椒去實於鐺中微熬令汗出則有勢力也見序例

桂枝六兩去皮　人蔘六兩　黄蘗六兩

右十味異擣篩合治之以苦酒漬烏梅一宿去核蒸之五斗米下飯熟擣成泥和藥令相得內臼中與蜜杵二千下丸如梧桐子大先食飲服十丸日三服稍加至二十丸禁生冷滑物臭食等杵臼與翻

此治蛕厥之生方烏梅味酸能勝蛕蜀椒細辛味

辛以殺蟲乾薑桂枝附子溫中而祛寒黃連黃蘗之苦以安蚘人參當歸之甘以補中益藥味寒熱混淆溫涼兼施茲可制蚘以安胃又久利陰陽錯雜者可以此方括之也

錢氏曰成劑待用之藥所服不過十丸至二十丸方雖大而用則小藥雖多而服則少猶大陷胸丸之大劑小用未足爲峻也

柯氏曰以苦酒浸烏梅同氣相求蒸之五斗米下資其穀氣加蜜爲丸少與而漸加之緩以治其本也蚘得酸則靜得辛則伏得苦則下信爲治蟲佳

劑食生冷則胃傷得滑物則腸動臭食則嘔家所忌故禁之

傷寒熱少厥微指頭寒嘿嘿不欲食煩躁數日小便利色白者此熱除也欲得食其病爲愈若厥而嘔胸脇煩滿者其後必便血嘿莫北翻○舊本厥微作微厥今據玉函成本改訂

此厥陰病裏有熱而厥見于外者傷寒雖少而厥亦微僅指頭寒然嘿嘿不欲食而煩躁則熱菀于內可知矣嘿嘿默言也不欲飲食貌也數日來小便之難者已利赤者仍白是定內熱除而陰陽自和故不欲食者今欲得食其病爲愈也若前之

厥微者更厥而不止指頭寒則其熱之伏者亦甚所謂熱深則厥亦深也故不但嘿嘿不欲食而加之嘔不但煩躁而加之胸脇滿是須必下之而苟不以破陽行陰爲事則熱邪太過其後必便血而議救於此時不已晚乎案此厥陰表有寒而裏乃熱以其與少陽相表裏故爲嘿嘿不欲食脇滿煩嘔等證相同観此章亦足以證吾說之不誤也柯韻伯曰此少陽半表半裏症微者小柴胡和之深者大柴胡下之此說不必然與少陽爲表裏之意乃可見矣

程氏曰不欲食似屬寒以煩躁知其熱此條下半截曰小便利色白則上半截小便短色赤可知是題中二眼目嘿嘿不欲食欲得食是三眼目胸脇滿煩燥與熱除是二眼目熱字包有煩躁等證非專指發熱之熱也

金鑑曰此厥陰陰陽錯雜之輕病即論中熱微厥亦微之證也

周氏曰此條分兩截看一輕一重始爲瞭然不然斷無前輕者後忽重之理

病者手足厥冷言我不結胸小腹滿按之痛者此冷

結在膀胱關元也

此論因下焦冷結而四支厥逆者言我二字疑剩文也病者手足厥冷而不結胸是謂上焦不滿而小腹滿按之痛也下焦爲生氣之源冷結于此所以陽氣不達于四末也柯氏曰當知結胸有熱厥者關元任脈穴也在臍下三寸案膀胱關元總指下焦而言經曰熱結膀胱金匱水氣篇結在關元又婦人篇云病在關元並是義也

令韶張氏曰膀胱關元俱在小腹之內冷結于此故滿且痛也治法宜温煖下焦袪除陰翳矣

傷寒發熱四日厥反三日復熱四日厥少熱多者其病當愈四日至七日熱不除者必便膿血

以下二節以厥與熱之多少而驗病之愈未愈也傷寒發熱四日厥反三日復熱四日是陰陽互勝或厥或熱而熱多厥少陽勝陰退故其病當愈也當愈不愈自復熱四日之後至七日而熱仍不除則陽氣太過熱鬱于內而必便膿血矣

秦氏曰此章重申厥少熱多熱不除必便膿血可見熱病回陰陰證回陽均怕過與不及

程氏知曰此即厥陰往復之機知陰陽進退之義

明厥陰所重在陽則厥陰之大旨昭然

傷寒厥四日熱反三日復厥五日其病爲進寒多熱少陽氣退故爲進也

此反上條而言傷寒厥四日熱反三日復厥五日其病爲進蓋陽勝則熱陰勝則寒此寒多熱少非陽氣退而何故爲病進也進謂加重也

程氏曰熱多厥少知爲陽勝陽勝病當愈厥多熱少知爲陰勝陰勝病日進熱在後而不退則爲陽過勝過勝而陰不能復遂有便血諸熱證厥在後而不退則爲陰過勝過勝而陽不能復遂有亡陽

諸死證所以調停二者治法須合乎陰陽進退之機陽勝宜下陰勝宜溫若不圖之於早坐令陰竭陽亡其死必矣

喻氏曰以陰陽進退之義互舉其旨躍然

傷寒六七日脈微手足厥冷煩躁灸厥陰厥不還者死

此以下六節皆論不治之死證傷寒六七日病既深矣脈微則陽氣大虛手足厥冷則寒邪肆逆故陰盛迫其陽而爲煩燥此當於溫經復陽之外兼灸厥陰以通其陽灸而厥不還陽氣絕也死而已矣

此厥陰危劇之證與少陰藏厥頗相近故亦主死
陳亮斯曰如關元氣海之類近是前注或以爲灸
厥陰經穴者失之矣 案關元氣海非厥陰經穴是猶與太陽指風池風府同例
方氏曰灸所以通陽陽不回故於法主死也

傷寒發熱下利厥逆躁不得臥者死

此下利厥逆之死證厥陰發熱應利止今發熱而
利不止更加厥逆陰盛格陽而躁擾不得臥即前
所謂無暫安時也此其發熱爲虛陽浮越之候非
陽回之熱也故亦主死
程氏曰厥陰以發熱爲佳兆認此熱爲陽熱佳兆

遂成囚機非病氣也有人事焉

傷寒發熱下利至甚厥不止者死

此又承上章而言發熱則陽氣已回厥利當止而今反下利至甚厥逆不止此不啻虛陽發露眞陽亦絕雖乃無躁不得臥之證均必死

程氏曰須步步防有危機葢陰竭則陽必脫也

傷寒六七日不利便發熱而利其人汗出不止者死有陰無陽故也

此初不下利後發熱而利之死證傷寒六七日無發熱而不利者雖病發於陰陽氣未敗猶能支吾

也魏氏曰此必見陽微之證于他端是也當此時急溫經復陽仍可挽回粗工不知遷延擔閣便以致發熱與利驟然並至是眞陽飛越而眞陰亦竭矣加之汗出不止則陽氣外脫不可復收仲師斷之曰有陰無陽故也陽既不守其宅而陰自獨于裏安得不死乎

秦氏曰不利即初起不發熱之互辭

令韶張氏曰王繩堂曰厥陰病發熱不死此三節發熱亦死者首節在燥不得臥次節在厥不止三節在汗出不止

傷寒五六日不結胸腹濡脈虛復厥者不可下此亡血下之死濡軟同

此論誤下之死證傷寒五六日外無陽證內無胸腹證脈虛復厥固不可下必矣惟以其人亡血之故津液內燥大便枯濇誤認熱厥而下之則死或曰照前病者手足厥冷條腹濡當作腹滿此說果是腹濡則誰復下者乃使人疑誤處正在腹滿此所以致禁也是說有理

程氏曰諸四逆厥之不可下者已條而析之矣更得言夫虛家亦然之故

金鑑曰大病汗後產婦亡血之家多有此證

山田宗俊曰濡字程應旄改作滿是也

發熱而厥七日下利者難治

此總上文而揭難治之證發熱而厥則爲虛陽發露之熱荏苒七日加之下利陽氣全竭雖玄武四逆白通等湯恐未能挽回故曰難治

隱菴張氏曰上文五節言熱言厥言下利或病五六日或病六七日此節乃通承上文死證之意而言發熱而厥至七日而猶然下利者病雖未死亦爲難治上文言死證之已見此言未死之先機

劉蔭庭曰仲景舉死證者少陰特多而厥陰反少愚謂此理甚妙人身以陽爲重厥陰則寒熱相錯用藥有所顧忌然比之少陰之純寒猶有陽存耳

傷寒脈促手足厥逆可灸之

此論少陰輔治之法促謂短促也脈促則陽氣跼蹐可知厥逆則陽氣不相接續故於溫經復陽之外當灸之以助陽氣乃其治法也

汪氏曰真陽之氣本動爲寒所迫則數而促此理勢之必然人但知陰證之脈微遲或絕不至此其常今特言脈促者此其變合常與變而能通之可

以言醫矣

傷寒脈滑而厥者裏有熱白虎湯主之

此却論熱厥凡四支厥逆者脈當沉細微遲此其常也今則脈滑而有力明邪熱在裏阻絕陽氣不得暢達于四支而厥是為眞熱假寒然內無實結故不敢要攻下而以白虎湯清其裡則瘳矣殆亦捨證從脈之法也

隱菴張氏曰此章因厥故復列於厥陰篇中亦非厥陰之本病也

手足厥寒脈細欲絶者當歸四逆湯主之若其人內

有久寒者宜當歸四逆加吳茱萸生薑湯（傳本若其人以下在當歸四逆湯方後別為一條今照前文例校改）

此論四支厥逆兼血虛者證治手足厥寒者陽氣外虛不能溫四支也脈細欲絕者陰血內弱不能充四支也當以四逆湯溫復其真陽而加當歸以榮養其血脈若其人平素腹內有沉寒更加吳茱萸生薑以溫散之也

松陵徐氏曰內有久寒指平素言必從問而得之或另有現症乃為可據

當歸四逆湯方

當歸三兩　桂枝三兩去皮　芍藥三兩
細辛三兩　甘草二兩炙　通草二兩
大棗二十五枚擘
右七味以水八升煮取三升去滓溫服一升日三
服

當歸四逆加吳茱萸生薑湯方

當歸三兩　芍藥三兩　甘草二兩炙
通草二兩　桂枝三兩去皮　細辛三兩
生薑半斤切　吳茱萸升○舊本無吳字今據玉函成本補
大棗二十五枚擘

右九味以水六升淸酒六升和煮取五升溫分五服

此方即四逆本方加當歸者脈細欲絕乃係血虛此所以加當歸以養血惟無下利煩躁等證故不用白通諸湯本方必係後人之錯今竊爲訂正前注有回護停調爲之詮釋者抑何矛盾亦甚也案不可下篇云下利脈大者虛也以強下之故也設脈浮革因爾腸鳴者屬當歸四逆湯據金匱單說爲亡血之診況證爲下利腸鳴其方中固有當附又何得疑焉後方即萸茱辛溫散內寒生薑辛熱

行陽氣故加之也

錢氏曰方名雖曰四逆而方中並無薑附不知何以挽回陽氣是以不能無疑也恐是歷年久遠散失遺亡訛舛于後人之手未可知也從來註傷寒家皆委曲順解曾不省察其理亦何異于成氏之隨文順釋乎

柯氏曰此條證爲在裏當是四逆本方加當歸如茯苓四逆之例若反用桂枝湯攻表誤矣既名四逆湯豈得無薑附

大汗出熱不去內拘急四肢疼又下利厥逆而惡寒

者四逆湯主之聖惠方作腹内拘急

此論過汗厥逆證治大汗出熱當去矣今熱仍不去則知汗已太過眞陽欲脫而熱非邪鬱於表而熱也内拘急者腹内拘急也二十九難云任之爲病其内苦結脈經云婦人月水不利内少腹急又不可下篇動氣在左不可下下之則腹内拘急腹内脈經作腹裏可以互證也素問陰陽應象論中滿者寫之於内王注内謂腹内孫光憲北夢瑣言有一丞郎馬上内逼急逕登溷軒千金帶下十二病内強翼方作腹強拘急股疼者津虧而血氣不利也下利厥逆惡寒者陽亡而與甚於内也故主四逆湯以溫經回陽

矣

程氏曰此證大汗出熱不去何爲不在亡陽死證之例不知亡陽由於汗不止而陽亡此證內拘急四肢疼是汗已止陽未亡而惡寒故可行溫法也松陵徐氏曰按此條諸證皆屬陰寒固爲易辨惟熱不去三字則安知非表邪未盡即惡寒亦安知非太陽未罷之惡寒惟下利厥逆則所謂急當救裏不論其有表無表而扶陽不可緩矣

大汗若大下利而厥冷者四逆湯主之

此承上文大汗併及大下也汗與下內外雖殊其

亡津液損陽氣則一也陽氣既不通所以爲四支厥逆也當與四逆湯急散其寒以回其陽矣案此條不言肢疼拘急等證蓋省文也

病人手足厥冷脈乍緊者邪結在胸中心下滿而煩飢不能食者病在胸中當須吐之宜瓜蔕散

此論因胸中邪結致厥逆者以其證相似故列於此篇曰病人者蓋明非厥陰之本證也手足厥冷若脈微而細者此陰寒爲病也今則脈乍緊者此邪氣頑逆相結在胸之故由陽氣爲物所遏而不得外達以致厥也緊而曰乍是即診時前後不緊

條現緊形也考其證心下滿而煩煩因心下滿可知飢不能食實不在胃可知蓋胸邪至聚於食有礙故雖饑而不能食也乃以此定其爲病在胸中也夫陽受氣于胸中胸中被梗何能復達於四末也是邪高結甚故不得不與瓜蔕散以越之此條與揭條主證頗有相似而其病源則判然殊途是以治法霄壤不同廼所以剟于此以備檢對也案玉函心下滿作心中滿似是又可也篇乍緊作乍結邪結作客氣方氏因緊者結之漸結者緊之劇客氣即邪氣彼此互相發而兩比見輕重之意

張氏曰手足厥冷與厥陰之厥深熱深相似其脈乍緊則有時不緊殊不似矣可見痰結在胸中隨氣上下故脈緊時緩而煩滿不能食也

周氏曰謂脈乍緊則有時不緊而兼見之脈不一意在言外

傷寒厥而心下悸。宜先治水。當服茯苓甘草湯。却治其厥。不爾水漬入胃。必作利也。

此厥逆兼停水宜先治水之義金匱云。水停心下。甚者則悸。經云飲水多者心下必悸。則知此證必飲水多而小便不利故停蓄于心下而阻絕氣道所以築築然悸動是宜先治其水常服茯苓甘草湯以滲利之然後却治其厥郭氏曰以四逆湯治厥不爾則水液既不流行必漸漬入腸胃而作下利蓋利作則厥不回矣仲景治病每周審顧慮如此案茯苓甘草湯即滲利之輕劑故太陽既用之厥陰亦用之者蓋以見證雖殊而停水則同也成氏曰飲之爲悸甚於他邪雖有餘邪必先治悸何者以水停心下若水氣散則無所不之浸於肺則爲喘爲欬傳於胃則爲噦爲噎溢於皮膚則爲腫漬於腸胃則爲利下不可緩之也厥爲邪之深

者猶先治水况其邪氣淺者乎

金鑑曰此證雖不曰小便不利而小便不利之意自在若小便利則水不停而厥悸屬陰寒矣豈宜發表利水耶

汪氏曰仲景言胃中者卽腸中也據陽明篇云胃中有燥屎五六枚則此胃中者非腸中耶若然則是仲景言心下者果係胃脘言入胃者卽胃以下而接於腸中也

傷寒六七日大下後。寸脈沉而遲。手足厥逆。下部脈不至。喉咽不利。唾膿血。泄利不止者。爲難治。麻黄升麻湯主之。

此即乘陽虛厥逆難治之證以總結上文傷寒六七日邪氣已深矣太下謂下也寸脈沉而遲手足厥逆。陽氣已虛矣下部脈不至而泄利不已真陰亦竭矣況喉咽不利唾膿血則是虛炎上燔孤陽將亡而擾亂也此時急用薑附以回陽尚恐不救故曰難治則仲景不立方治也明矣麻黃升麻湯主之七字疑羨文也當刪去為是

麻黃升麻湯方

麻黃二兩半去節　升麻一兩一分　當歸一兩一分

知母十八銖　黃芩十八銖　萎蕤十八銖一作菖蒲

芍藥六銖　天門冬六銖去心　桂枝六銖去皮

茯苓六銖　甘草六銖炙　石膏六銖碎綿裹

朮六銖　乾薑六銖

右十四味。以水一斗。先煮麻黃一兩沸。去上沫。內諸藥。煮取三升。去滓。分溫三服。相去如炊三斗米頃令盡。汗出愈。炊音吹

此方與證不相對。專於表發而疎於復陽。主於清潤而少於溫經。何以救亡陽厥逆之急證。邪且方中。藥味雜糅。絕與他方不相類。所謂頭上安頭。雩

上加霜是非仲景之舊文必係後人贋僞今姑存
其舊不敢强解
柯氏曰麻黄升麻湯其方味數多而分兩輕重汗
散而畏温補乃後世粗工之伎必非仲景方也此
證此脈急用薑附以回陽尚恐不救以治陽寔之
品治亡陽之證是操戈下石矣敢望其汗出而愈
哉絶汗出而死是爲可必仍附其方以俟識者

以上二十七章統論厥逆諸證

傷寒四五日腹中痛若轉氣下趣少腹者此欲自利
也 趣趨通

以下并論下利諸證而先辨明裏寒欲自利之候

傷寒四五日邪氣漸深矣腹中痛多屬虛寒與實滿不同若轉氣下趣少腹則是胃陽失守而水穀不别聲響下奔必因裏寒而致下利明眼見此自當圖功於未著矣案趣與趨同走也赴也此條與陽明篇轉失氣有别不可混看

魏氏曰此重在預防下利玩若字欲字可見

秦氏曰陽邪傳裏有燥屎轉失氣下趨肛門陰寒在裏欲下利轉氣下趨小腹蓋熱氣欲出直從肛門而出陰寒欲出則下趨小腹而止

傷寒本自寒下醫復吐下之寒格更逆吐下若食入口即吐乾薑黃芩黃連人蔘湯主之

此論厥陰下利之證洽傷寒本自因寒而下利蓋雖胃乃寒膈即有熱醫不知謂護誤反吐之若下之裏寒益甚格熱於上而更爲逆故熱搏于上而吐冷結于下而利復反也更字對本自字而言上焦蓄熱所以食入口即吐也猶未下咽之謂也與豈非入口即吐者是當與乾薑黃芩黃連人蔘湯以清上溫下矣或曰此條文氣不貫當有闕文是說有理

徐氏曰傷寒二字續斷則所云本自寒下其爲下

日胃氣虛寒明甚但傷誤吐下則應變結胸等證今以本自寒下變反作中宮而成寒格松陵徐氏曰此屬厥陰條寒格自用乾薑吐下用芩連因誤治而虛其正氣則用人參分途而治無所不包又各不相礙古方之所以入化也

乾薑黃芩黃連人參湯方

乾薑　黃芩　黃連

人參各三兩

右四味以水六升煮取二升去滓分溫再三

此亦治厥陰下利之一法芩連苦寒以清上熱參

薑辛熱以溫下寒乃清補兼施而不相悖寒熱殊途而各奏績厥陰與少陽爲表裏其方亦所以髣髴於瀉心也郭氏曰竊疑此湯性寒又乾薑黃連相反此未達古聖制立之旨

程氏曰用芩連苦以降上焦之陽逆蔘薑溫以補中焦之虛寒仍從烏梅丸例酌用此方

柯氏曰凡嘔家夾熱者不利於香砂桔半服此方而晏如

下利有微熱而渴脈弱者令自愈

此辨下利而自愈之脈證有微熱而渴是陽熱漸

回而裏氣方盛非虛陽飛越而津液已脫也脈弱則邪退亦與證相應故愈也仲景所以謂之自愈者不欲妄生事端也若下利大熱脈盛又是逆候矣

程氏曰陰中現陽而脈復不亢

錢氏曰若虛陽飛越于外而熱則寒盛于裏雖熱亦不渴矣

下利脈數有微熱汗出令自愈設復緊爲未解

此承上文而言有下利脈數汗出亦愈者脈數有微熱汗出正是陽神初回之兆故必自愈設復緊

胃寒未復故爲未解也平脈篇云假令下利以胃中虛冷故令脈緊也

中西子文曰自愈非不須藥而自愈也

下利手足厥冷無脈者灸之不溫若脈不還反微喘者死（若玉函作而若而古字通用周禮旅師而用之以質劑鄭註而讀爲若聲之誤也陸氏釋文而音若嘗攷王引之經典釋詞）

此論下利之死證言下利而手足厥冷至于無脈是眞陽已竭內急用薑附外宜灸之以挽回其陽若雖灸之手足不溫而脈亦不還反加微喘則陽氣上脫呼吸不續故喘亦微而至死必矣

郭氏曰常氏云當灸氣海關元二穴龐氏云凡厥通用四逆湯

程氏知曰少陰下利厥逆無脈服白通湯脈暴出者死微續者生厥陰下利厥逆脈絶用灸法脈還者生不還者死可見求陽氣者非泛然求之於無何有之鄉也必陽神有幾微可續然後可藉溫灸爲轇膠耳

少陰負趺陽者爲順也

此承上文下利厥逆而言其脈少陰腎脈太谿也在足內踝動脈趺陽胃脈也一名衝陽在足跗上

蓋陰靜陽動是其常理故少陰微細負趺陽則腎氣雖病未敗胃陽亦有權是爲順而尚有可生之理矣若腎脈躁動反勝趺陽則是無根虛燄泛亂胃氣隨憊絕是爲逆而主死也錢氏曰此句疑有脫字不然何至詞不達義邪此說有理

下利寸脈反浮數尺中自濇者必清膿血數音朔成氏曰清與圊通脈經曰清者廁也

此陰變陽而邪熱內陷爲便血之證下利者脈當沈而遲今寸脈反浮數者裏有熱也尺候裏而爲陰濇爲無血今尺中自濇則知血傷故血滲于腸

胃而必清膿血也

魏氏曰此示人診得寸浮數應愈因尺澁故便膿血不愈耳原文并不出方知急辨證也證得明則用方之神明在人矣

下利清穀不可攻表汗出必脹滿清同圊

此下利清穀表發之戒言下利清穀爲裏寒甚雖有表證不可妄發其汗若不先以温裏回陽爲事誤遽汗之則胃陽走亡中氣不宜必生䐜滿矣是蓋四逆湯所主也然已失于急温脹滿猶小患耳至厥冷不還脈微且絶豈非可畏乎故仲景深戒

之

下利脈沉弦者下重也脈大者爲未止脈微弱數者爲欲自止雖發熱不死

此段以脈斷諸與太陽下篇太陽病下之其脈促云云一條爲同一轍疑後人錯之非仲景舊文也今不敢强解矣

舒氏曰按厥陰下利法當分辨陰陽確有所據對證用藥無不立應但言脈者玄渺難憑吾不敢從

下利脈沉而遲其人面少赤身有微熱下利清穀者必鬱冒汗出而解病人必微厥所以然者其面戴陽

下虛故也清圊同戴丁代翻

此言裏寒下利而其人面赤身熱卽可解之微也

下利脈沉而遲裏寒也所下者清穀裏寒甚也面

赤身微熱下焦虛寒無根之陽浮於上越於表也然

以少赤微熱之故其人雖虛陽猶有根或用温熱

藥或元氣自復與陰寒相爭必作鬱冒汗出而解

鬱冒者頭目之際鬱然昏冒乃眞陽之氣能勝陰

寒而表裏和順也病人必微厥者指未解時言卽

鬱冒中之一證面戴陽係下虛此申言面少赤之

故下虛卽下焦元氣虛而格陽於上也戴陽者謂

如陽戴於頭面張氏所謂如微酣之狀是也案此段一少字一微字并一章眼目陽浮于上故面赤陽越於表故身熱裏虛胃寒故厥然陽氣不太虛是以見證並少而微乃所以鬱冒汗出而解也郭氏曰不解宜通脈四逆湯少與之其人下利清穀裏寒外熱正通脈四逆證也

喻氏曰六病皆有下利之證惟少陰厥陰爲難治蓋邪氣入裏利深則必致厥厥深亦必致利故下利一證經於少陰厥陰皆詳言之蓋以傷寒下利則無論少陰厥陰其治法皆可會也

下利脈數而渴者今自愈設不差必清膿血以有熱故也清同圊

此亦辨下利自愈之證脈數而渴則裏寒去而陽熱回利當自愈若脈數不解而下不止是邪熱有餘陷於下焦血滲腸中而必至便膿血故曰有熱故也

周氏曰數為熱徵則亦陽氣自復之候以此推之則其脈必數而有力者也

下利後脈絶手足厥冷晬時脈還手足温者生脈不還者死晬子對翻

此虛寒下利斷生死之訣下利止而六脈已絕手足厥冷陽氣殆澌矣成氏曰晬時周時也若晬時脈還厥復是眞陽漸回則有可生之義設脈不還則手足不溫可知此孤陽已絕其死又何疑矣案利竭脈絕手足厥冷萬無更生之理然性命至重不忍棄絕內而服四逆白通外而灸氣海丹田或有回生於萬一者故必俟晬時脈還否而後可決定生死嗚虖聖人愛護之心其亦至矣奈何粗工視人命如草菅哉

程氏曰陽氣根于脈脈不還手足斷無溫理

傷寒下利日十餘行脈反實者死

此辨下利之死證傷寒而至下利則裏氣虛寒胃陽不守脈當沉遲微弱寧有反實之理矣況一日十餘行則其利已甚然未必即是死證皆脈見實大則病脈相反此胃氣敗絕失柔和之象而眞藏脈見也故死內經曰泄而脈大脫血而脈實皆難治

隱菴張氏曰以上十章論下利有表裏陰陽寒熱氣血邪正虛實而爲審辨之法故不立方

下利清穀裏寒外熱汗出而厥者通脈四逆湯主之

此承前論下利當急温之證下利清穀而厥者裏寒也汗出者外熱也要之陰盛逼陽于外内則陰寒氣甚而飲食不化故完穀而出外則眞陽飛越而表氣不固故汗出乃非前鬱冒之汗也況四肢厥冷此當急以通脈四逆湯啓生陽而通血脈矣

熱利下重者白頭翁湯主之

此對論熱利證治許宗道曰下重者欲下不出之意也案本草訶黎勒條引日華子曰患痢人後分急痛亦是義也此熱壅腸間故下迫魄門重滯而難出殆與腸澼滯下同局矣用白頭翁湯者清下

焦之熱以緩其寒迫也

程氏林曰此段加一熱字別以上之寒利金匱直解

白頭翁湯方

白頭翁三兩○舊本作二兩今因玉函及金匱改　黃蘗三兩

黃連三兩　秦皮三兩

右四味以水七升煮取二升去滓溫服一升不愈更服一升

本草經白頭翁味苦溫逐血止痛陶氏注曰療毒痢此方君以白頭翁者意在緩急迫也前注云苦寒與本經左矣秦皮清熱利竅連蘗亦苦寒涼熱

茲可以達熱邪緩窘迫焉蓋本方寒以清之非苦以堅之也即與下虛腸滑之治又懸淵矣

下利腹脹滿身體疼痛者先溫其裏乃攻其表溫裏宜四逆湯攻表宜桂枝湯

此下利用先裏後表之法與太陽中篇大義相同彼因誤下而致清穀此因下利而致腹脹總以溫裏為急也

柯氏曰下利而腹尚脹滿其中即伏清穀之機先溫其裏不待其急而始救也裏和而表不解可專治其表故不曰急而仍曰攻

程氏曰下利不可攻表前已言之兼有表證則云何腹脹滿者裏寒也身疼痛者表滯也先裏後表治例不殊太陽也

下利欲飲水者以有熱故也白頭翁湯主之

此再舉熱利見證以申明上文之義下利渴而欲飲水者即下焦有熱之確徵寒利決無此也設或口乾亦必不能多飲今渴而欲飲水以此證之其爲腸間熱壅已無疑矣故亦當以白頭翁湯主之或曰此條當在上白頭翁湯條下恐錯簡也

下利讝語者有燥屎也宜小承氣湯

此亦論胃熱下利證下利者不常讝語今下利而
且讝語則胃家實乃腸中有燥屎而不得下也所
謂下利則熱結旁流耳此證必脈滑大而實手按
臍腹當堅痛方爲有燥屎之徵若燥屎不除則下
利無止期故宜以小承氣湯微攻其胃惟不敢峻
攻也

黃氏曰本章叔和編入厥陰下利條內若以證言
之正當屬陽明也

張氏曰此條厥陰轉歸陽明府證

下利後更煩按之心下濡者爲虛煩也宜梔子豉湯

濡輭
同

此論利後餘熱之證以總結上文言更煩則本有煩可知利止而煩不除轉更甚也若心下按之滿痛則煩屬實今按之心下濡者此利後餘熱遺於上焦中無實結故爲虛煩宜與梔子豉湯以清胸熱矣案此係熱利後證若虛寒下利之後或爲心煩又非此例矣

柯氏曰虛煩對實熱而言是空虛之虛不是虛弱之虛

程氏曰熱利則煩得之利後而心下不鞕此爲虛

煩餘熱乘虛而客于胸中也宜梔子鼓湯胸中之邪厥陰無異于太陽也

以上十九章統論下利諸證

嘔家有癰膿者不可治嘔膿盡自愈外臺引仲景傷寒論治作療嘔上有也字此知嘔字當屬下句明矣云出雜療嘔吐噦方中

以下并論諸嘔而先辨嘔屬癰膿者嘔而有膿此必內有癰膿則靈樞所謂胃脘癰金匱所謂肺癰之屬是也此當以辛涼開提其膿膿盡則嘔亦自愈若誤用辛熱止嘔之藥則不止逆其機邪熱內雍必致他變故曰不可治也

成氏曰胃脘有癰則嘔而吐膿不可治嘔得膿盡嘔亦自愈

周氏曰此不言治法而曰膿盡自愈則治法已善爲人言之矣

嘔而脈弱小便復利身有微熱見厥者難治四逆湯主之

此論嘔屬裏虛者嘔而脈弱爲裏寒小便復利則下焦不固身有微熱而厥是虛陽飛越欲脫所以難治也若速以四逆湯溫裏助陽或可望生矣

程氏曰上不納而下不固陽氣衰微可知更身微

熱而見厥則甚寒逼微陽而欲越故為難治

金鑑曰厥陰嘔而脈弱大便多利今小便復利雖身微熱而又見厥冷是邪既上逆而下焦虛寒不固為陰進陽退之象故為難治以四逆湯主之者急壯其陽也陽則可望生矣

乾嘔吐涎沫頭痛者吳茱萸湯主之（乾音干涎徐連翻）

此論嘔屬寒逆者涎沫者粘飲白沫也乾嘔而吐涎沫則胃中虛冷寒飲上逆也頭痛者清陽不足寒氣上攻也故與吳茱萸湯以溫裏散寒則愈

令韶張氏曰成氏云嘔者有聲者也吐者吐出其

物也故有乾嘔而無乾吐今乾嘔吐涎沫者涎沫隨嘔而吐出也

嘔而發熱者小柴胡湯主之

此論嘔屬邪熱者以別上文諸嘔嘔而發熱則邪在胸脇治當從少陽清解不可用辛溫熱藥故宜小柴胡湯太陽下篇曰嘔而發熱者柴胡證具此段亦舉之以見厥陰與少陽相表裏而其病易傳其治亦可互通也

程氏曰嘔在厥陰是爲寒邪上逆從陽則宜從陰則逆何謂從陽嘔而發熱是也此厥陰傳少陽也

故用小柴胡湯從少陽治

周氏曰愚按厥陰與少陽原屬表裏今嘔且熱或轉出少陽正未可定也飲以小柴胡提出陰邪誰曰不宜

以上四章統論諸嘔證

傷寒大吐大下之極虛復極汗者其人外氣怫鬱復與之水以發其汗因得噦所以然者胃中寒冷故也

怫符佛翻　噦於月翻

此章先論胃虛之噦傷寒而大吐大下則胃中陽氣極虛復極汗之則衛外之陽亦已亡矣其人

外氣怫鬱則是虛陽飛越無根之虛火浮於上而使面色赤也說文怫鬱也从心弗聲漢鄒陽傳注顏師古曰怫鬱蘊積也愚醫尚未達其義以其人外氣怫鬱誤認表邪未解復與之水以發其汗因而得噦噦即後人所謂呃逆是也其所以為噦者何蓋因吐下大汗後陽氣極虛胃中寒冷故令中氣逆而作噦也辨脈云醫不知而反飲冷水令大汗出水得寒氣冷必相搏其人即䭇大意相同治法宜理中四逆輩大溫補其胃案此節因極誤治以致胃虛作噦故舉大吐大下後復極汗之證蓋

所以深戒之也

隱菴張氏曰此統承厥陰之嘔吐下利厥熱而論噦證之因胃中寒冷而爲敗呃也

傷寒噦而復滿視其前後知何部不利利之即愈

前條論虛寒之噦此段詳裏實之噦傷寒噦而腹滿此非胃中寒冷即裏實不通胃氣壅遏反上逆而爲噦也視其前後前部小便也後部大便也詳知其何部不利利之則滿消氣通噦即愈矣恭前部不利宜五苓散豬苓湯後部不利宜三承氣撰而用之案傷寒發噦有虛有實上章論虛此章論

實然皆未必不因于胃氣可知傷寒以胃氣爲本
故特結以此二條而終厥陰之義也
令韶張氏曰夫以至虛至寒之藏證而亦有實者
存焉則凡係實熱之證而亦有虛者在矣醫者能
審其寒熱虛實而爲之溫凉補瀉于其間則人無
夭札之患矣
張氏曰一爲胃氣虛寒一爲胃中實熱不可不辨
虛寒者溫之四逆理中是也實熱者利之承氣五
苓是也
以上二章論厥有虛實○案斯篇首總綱次

下利次厥逆次嘔次噦限界截然不復紊錯如所載方則烏梅丸當歸四逆及加呉茱萸生薑麻黃升麻乾薑芩連人蔘白頭翁湯凡六道而其間未必無譌錯蓋太陽爲三陽之首故凡汗吐火下水畜瘀血結胸痞鞕等證其自陽熱變來者皆剟于太陽三篇厥陰居三陰之終故凡四支厥冷下利嘔噦等證其自陰寒變來者皆隷於此篇然太陽篇中間有屬陰者厥陰篇中亦有屬陽者而其間又有不必涉本病者即以類相附而供于查對

耳此即本論錯綜之妙在使人自得而後人不察含糊牽混徒益端緒乃如安道王氏却疑篇中有叔和附益抑似未達仲景編次之微旨也矣玉函諸四逆章以下至篇末別爲一篇題曰辨厥利嘔噦病形證治宋版本篇首云厥利嘔噦附今不敢從謹依舊文云

又案三陰諸篇視之三陽篇證治似太疏略然陽動陰靜一定之理而三陰總不外乎虛寒一途故其治法可互相通用不如三陽之多端也此其證治所以自爲不多非敢詳于三陽而略于三陰也學者察諸

傷寒論疏義卷第六　終

傷寒論疏義卷第七

江戸　喜多村直寛士栗　學

辨霍亂病脈證并治

案巢氏曰霍亂言其病揮霍之間便致撩亂也李善注文選文賦曰揮霍疾貌陳無擇曰人起居無它揮霍之間便至變亂悶絶不救甚爲可畏案霍亂之爲病內傷飲食外感風寒因而致揮霍撩亂是也如其所因詳見葛氏肘後孫氏千金等書劉茝庭曰夫內無飲食宿滯何以有腹痛吐瀉外無邪氣感觸何以有揮霍撩亂可知外內相搏而發突其病大

醫州訓長珍版

抵夏秋為多而或因傷暑或因失覆受冷然
春溫冬寒亦間有之蓋其邪雖不一唯飲食
傷則均所不免云伊澤信恬曰易說穀雨氣當至不至則多霍亂春秋
考異郵襄公朝荊士卒度歲愁悲失時泄瀉
暑濕多霍亂之病漢書嚴助傳夏月暑時歐
泄霍亂之病相隨屬也此霍亂之名見古書
者亦可以資霍亂所因之致證焉案靈經脈
篇厥氣上逆則霍亂又五亂篇清氣在陰濁
氣在陽清濁相干亂於腸胃則為霍亂此其
見醫經者擧於此矣其脈則沉而微其證則內而清濁
相干心腹攪刺上吐下瀉外而邪正相搏發
熱頭痛身疼惡寒其治之之法以裏為急而
輕則理中五苓去胃濕為要重則四逆諸湯

以回陽爲主卽先溫其裡之例也裏和而表未和則解其外卽攻其表之義也而其脈證治法之委並注明于篇中蓋霍亂之理無出乎本論之外者唯許仁則乾霍亂論能發仲景不言之秘而裨本論之未逮故成氏明理論旣表而出之學者宜參稽焉楊仁齋曰濕霍亂死者少乾霍亂死者多許仁則嘗有是言矣蓋謂所傷之物擁閉正氣關隔陰陽燥擾喘脹其能生乎則知揮霍變亂如人被髮交爭必有以拯之可也救霍亂一證本係雜病而今列于六病之後尤屬無謂故從來注家致紛紜聚訟或曰厥陰篇有吐利諸

條後人以霍亂亦有吐利仍擬於雜病中以附其後葢與痙濕暍俱有表證故揭在太陽之前正同其例然彼則金匱具載此則金匱不錄是以人無知爲雜病論之遺者且脈經叙霍亂轉筋在百合狐惑後中風歷節前外臺引本論云出第十七卷中並足可徵也殊沉明宗金匱編注首收本篇似宜從焉

問曰病有霍亂者何答曰嘔吐而利此名霍亂

此霍亂病之提綱舉其名以辨其證也問曰病有霍亂者其狀何似答曰卒然嘔吐而利此名霍亂

蓋外感邪氣內傷飲食內外相搏正邪紛爭胃氣隨傷而爲上吐下利是以揮霍之間便致撩亂也巢氏曰霍亂者發則心腹絞痛其有先心痛者先吐先腹痛者則先痢心腹並痛者則吐痢俱發劉茝庭曰霍亂必有腹痛經不言者蓋省文也外臺引必效方云上吐下利者名爲濕霍亂醫心方引極要方曰得吐利者名濕霍亂不得吐利者名乾霍亂乾霍亂多煞人往往有濕霍亂不有性命之憂汪氏曰霍亂病係雜證傷寒論列之六病篇後者必仲景原論中既言傷寒即言雜病也惜乎其十六卷書已大半亡失即今世所傳傷寒論十卷其

辨脈平脈可汗可下諸篇悉係叔和所增入者則知雜病所亡爲甚多也明趙以德著金匱衍義既知痙濕暍百合狐惑瘧疾等證非傷寒矣獨不能揀出霍亂一候此又余之所不解也出濕病篇注

問曰病發熱頭痛身疼惡寒吐利者此屬何病答曰此名霍亂霍亂自吐下又利止復更發熱也

此承上條詳其證以辨其名也發熱頭痛身疼惡寒在表之風寒暑熱爲病也嘔吐瀉利在裏之飲食生冷爲病也外感內傷同時并至是名爲霍亂夫霍亂必當自吐下若吐利止而仍有頭痛身疼

惡寒復更發熱是裏解而表未解也案經文但曰利止而不曰吐止曰發熱而不曰頭疼等證並省文也

方氏曰上以病名求病證此以病證實病名反覆詳明之意

沉氏明宗曰吐利已止復更發熱乃裏氣和而表邪未解當從解表之法或無表證但有腹痛吐利此爲裏邪未解當以和裏爲主

隱菴張氏曰問者槩表裏而言也然霍亂必由裏始故師之所答先裏而後表也

先氏曰追利止裏和則邪氣復還之表而爲發熱令人叶利之後往往發熱煩渴者是也

傷寒其脈微濇者本是霍亂今是傷寒却四五日至陰經上轉入陰必利本嘔下利者不可治也欲似大便而反失氣仍不利者此屬陽明也便必鞕十三日愈所以然者經盡故也下利後當便鞕鞕則能食者愈今反不能食到後經中頗能食復過一經能食過之一日當愈不愈者不屬陽明也

此一節文義不屬必是他篇錯簡其曰本是霍亂今是傷寒等語殊無著落且曰陰經曰經盡曰後

經并經文中所未見前人箋釋不知而致曉曉謷謷也今不敢強解以俟識者

惡寒脈微而復利利止亡血也四逆加人蔘湯主之

此論霍亂液燥者證治惡寒脈微而復利則陽虛津枯可知今利止者此非陽回而利止乃津液內竭而利止也亡血亦亡津之互辭

松陵徐氏曰案亡陰即爲亡血不必眞脫血也與四逆湯溫經助陽加人蔘以生津液

四逆加人蔘湯方

甘草二兩炙　附子一枚生去皮破八片　乾薑一兩半

人薓一兩

右四味以水三升煮取一升二合去滓分溫再服此方玉函名人薓四逆湯陰盛陽虛四逆在所必用然液燥則加人薓以其能助津也此正與太陽亡陽桂枝湯中加人薓爲新加湯同義也

魏氏曰于溫中之中佐以補虛生津之品凡病從亡血津枯者皆可用也不止霍亂也不止傷寒吐下後也

霍亂頭痛發熱身疼痛熱多欲飲水者五苓散主之寒多不用水者理中丸主之

此言霍亂當分中焦寒熱施治也霍亂二字該嘔吐而利等證頭痛發熱身疼即外感所致也若胃中邪熱相得而欲飲水者可與五苓散以分利之使水從膀胱去則清濁自別吐瀉自止而邪亦從解矣若胃中虛寒而不用水者可與理中湯以溫中散寒則寒濕去而中焦和矣案寒熱二字惟是就其人胃氣强弱而言然不必如傷寒寒熱之異故其治法不敢在清涼溫補上而分俱以導去胃濕爲要也

松陵徐氏曰霍亂之症皆由寒熱之氣不和陰陽

拒格上下不通水火不濟之所致五苓所以分其清濁理中所以壯其陽氣皆中焦之治法也

理中丸方

人參　乾薑　甘草炙

朮各三兩◯舊本作白朮今刪白字蘇頌本草圖經引亦無白字

右四味擣篩蜜和爲丸如雞子黃許大以沸湯數合和一丸研碎溫服之日三服夜二服腹中未熱益至三四丸然不及湯湯法以四物依兩數切用水八升煮取三升去滓溫服一升日三服若臍上築者腎氣動也去朮加桂四兩吐多者去朮加生

薑三兩下多者還用朮悸者加茯苓二兩渴欲得水者加朮足前成四兩半腹中痛者加人薓足前成四兩半寒者加乾薑足前成四兩半腹滿者去朮加附子一枚服湯後如食頃飲熱粥一升許微自溫勿發揭衣被研五堅翻築張六翻揭去例翻○舊本日三服作日三四今據差後病篇及下函改

理中者以理中焦爲名薓朮甘草溫裏而和中乾薑辛熱散寒故能治理中焦而驅除寒濕爲胃氣虛寒之專劑也其作湯者今驗效功最捷後加減法文理背謬量非仲景之舊說既見前如食頃飲

煮粥一升許。張氏曰：霍亂爲胃逆，禁犯穀氣，犯之則胃逆不復。此言服理中湯大法，非指霍亂爲言也。此說有理，然此數字亦疑與加減法同爲後人所羼矣。

方氏曰：飲熱粥亦助藥力也。自溫亦取微似汗之意，勿發揭衣被，防重感也。

令韶張氏曰：丸不及湯者，丸緩而湯速也。蓋仲景之意以霍亂發于倉猝之疾，如此方故似爲丸，貯蓄以備急救者。

仙田宗俊曰：按晉書齊獻王傳：收居喪哀毀過禮，杖而後起，左右以稻米乾飯雜理中丸進之，不知指也。理中丸否。

霍亂四逆吐少嘔多者附子粳米湯主之（舊本漏脱本條今竊攷外臺文訂補）

此論霍亂氣逆證治。四支厥逆，則陽氣內亡，此吐少嘔多，則氣逆殊甚，而胃中所吐之物已竭，故與附子粳米湯，溫胃，以回陽降逆。案嘔吐二字，有專言對言之別，此段乃嘔吐相對而言之，若散文則互通矣。

成氏曰：嘔者有聲，吐者吐出其物也。

附子粳米湯方

學訓堂聚珍版

附子炮一枚　半夏洗半升　甘草炙一兩

大棗擘十枚　粳米半升

右五味以水八升煮米熟去滓溫服一升日三

此方附子之辛熱溫中以復陽甘草大棗粳米之甘以和其胃半夏以散逆止嘔五味相需斯爲降逆回陽之聖劑故霍亂在所必須矣金匱以此治腹中寒氣雷鳴切痛胸脇逆滿嘔吐蓋中寒逆滿之義則同也

吐利止而身痛不休者當消息和解其外宜桂枝湯小和之

此論霍亂裏和而表未和者吐利止則裏證已除身痛不休則表證猶作仍宜用桂枝湯輕其劑而少少與和之毋庸大攻也案消息者多少斟酌之意枚乘七發消息陽陰王冰注素問玉機眞藏曰消息節級并此義也古本玉篇顧野王曰消息猶斟酌也新唐藝文志寒食散并消息節度二卷

尤氏曰曰消息曰小和之者以吐利之餘裏氣已傷故必消息其可汗而後汗之亦不可大汗而可小和之也

令韶張氏曰本經凡言小和微和者謂微邪而毋

庸大攻也

周氏曰此即補前條所未備也以桂枝湯小和之是消息之一法也

吐利汗出發熱惡寒四肢拘急手足厥冷者四逆湯主之

此論霍亂陽虛證治此利汗出乃陽津外泄發熱惡寒表陽虛也津液內竭筋脈已失滋養故四肢拘急陽氣外亡陰陽不相順接故手足厥逆是宜與四逆湯以溫經復陽蓋陽亡寒盛其治法霍亂與傷寒無二法也

劉茝庭曰此條發熱恐亦虛陽外越之熱又轉筋一證經不言者豈以四肢拘急即蘊其義乎魏氏曰吐利行而汗又出則中虛且陽微欲亡矣陽微欲亡則惡寒陰盛于內則四肢拘急手足厥冷此雖不同于傷寒厥陰下利之病但陽微陰盛將至危殆同一理也溫中回陽無二法也四逆湯在所必用也

既吐且利小便復利而大汗出下利清穀內寒外熱脈微欲絕者四逆湯主之清閩同

此前證之稍劇者霍亂既吐且利而大汗出則津

液内亡小便當少而復利不禁是眞陽虛衰而衛護不固也厥陰篇云嘔而脈弱小便復利與此條其機相近下利清穀胃寒不能殺穀也内寒外熱而寒盛于裏格陽于外也且脈微欲絶陽虛極矣是正通脈四逆爲不易之法也案據少陰厥陰例此條所主當是通脈四逆湯四逆湯上脫通脈二字無疑也

吳氏人駒曰既吐且利而大汗出則泄路盡開而小便又復利云復利者反不欲其利而爲收藏之地也下利清穀内寒外熱且脈微欲絶一綫之微

陽挽回誠爲不易四逆之施詎可緩乎

吐已下斷汗出而厥四肢拘急不解脈微欲絶者通脈四逆加豬膽湯主之

此前證之最劇者吐已下斷非謂陽回也乃津液内竭無有可吐而自已無有可下而自斷也仍然汗出而厥四肢拘急而不解陽氣散亡血液亦虧況脈微欲絶其用四逆不必言矣又更方中加豬膽汁不當但助其陽併滋其陰之意也

黄氏曰已止也斷除也除佳也

通脈四逆加豬膽湯方

甘草二兩（炙） 乾薑三兩（強人可四兩） 附子（大者一枚生去皮破八片）

豬膽汁半合

右四味以水三升煮取一升二合去滓內豬膽汁分溫再服其脈卽來無豬膽以羊膽代之

此用通脈四逆以回陽而加豬膽汁以益陰庶幾將絕之陰不致爲陽藥所刦奪方後其脈卽來與白通加豬膽湯視其脈之暴出微續以決生死同無豬膽以羊膽代之乃無膽亦可用之義也

吐利發汗脈平小煩者以新虛不勝穀氣故也（勝音升）

此舉吐利愈後之證以總結上文吐利發汗後脈

遂就平知病邪已解也唯餘小煩此以誤下之餘胃既新虚若不知節愼仍與以舊日之穀數不能勝任穀氣而作小煩譬之倉廩未固便置米粟矣

案孫氏曰霍亂務在溫和將息若冷即遍體轉筋凡病定一日不食爲律又玉函以此條移于差後勞復篇於理爲得矣

郭氏曰勿服藥奪其食則愈以脈平不可再損也

魏氏曰仲景不言治法恭損其穀則愈之治見于大病差後之條矣故不復贅此

令韶張氏曰夫人以胃氣爲本經曰得穀者昌失

穀者亡霍亂吐利胃氣先傷尤當顧其胃氣故結此一條以終霍亂之義

案本篇所載證十一條方八道而發汗溫裏無不該備此所以古方之爲可尊也劉茝庭曰霍亂證治實不外乎此數端唯許仁則乾霍亂論能發仲景未言之秘亦可謂知言也耳

辨陰陽易差後勞復病脈證并治

案陰陽易者傷寒新差血氣未復男女交接相易爲病也若男傳不病之女名曰陽易女傳不病之男名曰陰易謂有如交易換易之義也詳見巢源等書差後勞復者亦大邪既解陰陽未諧早有勞動餘熱復集是也蓋勞復者謂因勞動更復成病也若其梳洗澡頮言語思慮因而復病謂之勞復強食穀食因而復病謂之食復男女交接復而自病謂之房勞復楊雄方言瘦病也郭璞注謂勞復也王冰注腹中論曰復謂再發言如舊

也

凡是皆傷寒病後遺證，故仲景附於六經篇後，以備學者檢討焉。醫工於臨病之際，苟審其脈證而詳辨之，則施治自無差忒矣。其脈候治法並明于篇中，茲不具錄。

劉元賓曰：夫傷寒時氣等大病之後，戒忌最多，其最重者，一曰飲食之無節，二曰房室之不禁。夫飲食無節，謂大病之後脾胃虛弱，肉食無戒，再生虛熱，則病候歸復矣。經曰：强食肉則復，此之謂也。若豢□棗粟堅實難消之物，尤切忌之。房室之不禁，謂新差之後未滿百日，體氣尚虛，早

合陰陽爲醫者不知此戒雖能愈病猶未愈也今特舉其二重者言之其他候不及盡證視所疾證求其方可也（至於早起多言梳頭澡浴亦宜戒之）

傷寒陰陽易之爲病其人身體重少氣少腹裏急或引陰中拘攣熱上衝胸頭重不欲舉眼中生花膝脛拘急者燒褌散主之（攣力全翻　褌古渾翻）

此條乃申解傷寒病後男女淫構二氣交感互相換易而爲病也柯氏曰此證無內外因本非傷寒而冠以傷寒者原其因也其人身體重少氣者眞元虧損而困倦也少腹裏急至其劇或引陰中拘

攣者所易之氣內攻也熱上衝胸頭不欲舉眼中生花者虛陽生熱而熏蒸也生花前注未有解釋者蓋謂眼中生赤花也原注云花一作眵叱支翻字書目汁凝也醫心方引葛氏花作䁾云䁾莫結反目赤也訓加乃止迷膝脛拘急者下焦虛而筋急也此與所謂陰陽之患故以燒褌散主之

柯氏曰男女交媾而病傳焉奇病也其授者始因傷寒而實種於慾火其受者因慾火而實發於陰虛此陰陽易之病所由來也

燒褌散方

婦人中褌近隱處取燒爲灰李時珍曰褌亦作裩褻衣也以渾複爲之故曰褌其當隱處者爲襠

右一味水服方寸匕日三服小便卽利陰頭微腫

此爲愈矣婦人病取男子褌燒服

男女裩當者不穢之物今燒灰用之以引出其陰中之邪亦同氣相求之義也小便卽利陰頭微腫者是毒原從陰入故復從陰出耳男服女女服男仍合陰陽交易之理矣案王[illegible]雞肋編王[illegible]知常云犯色傷寒猶易治傷寒犯色最難醫亦確言也

張氏兼善曰易病之爲合陰陽感動餘邪而其人

正氣本虛故能染著同用燒裩散以誘安正氣正氣安邪氣自平矣

王氏曰嘗治傷寒病未平復犯房室命在須臾用獨蓡湯調燒褌散凡服蓡一二斤餘得愈者三四人信哉用藥不可執一也

汪氏曰仲景但云小便即利陰頭微腫則愈此是言男子病故曰陰頭微腫若婦人病止利小便而已

大病差後勞復者枳實梔子湯主之

此論明差後勞復證治本草序例夫大病之主有

中風傷寒寒熱溫瘧云云巢源亦云大病者中風傷寒熱勞溫瘧之類是也大凡大病新差元氣未復但宜靜養若不能節慎而或動作或食飲皆令人重復發熱如死灰之復燃故謂之復蓋以熱從內發不敢從辛溫發散故枳實梔子湯滌爲其對治矣

劉茝庭曰此條不舉其證想心煩不眠等爲所必有也徐大椿曰勞復因病後氣虛邪氣又結於上焦其症不一故不著其病形惟散其上焦之邪足矣後人以峻補之劑治勞復則病變百出矣此說

似得當

金鑑曰大病差後謂傷寒病新差後也

枳實梔子湯方

枳實三枚炙 梔子十四箇擘 豉一升綿裹

右三味以清漿水七升空煮取四升内枳實梔子煮取二升下豉更煮五六沸去滓溫分再服覆令微似汗若有宿食者内大黃如博碁子大五六枚服之愈 漿音將○舊本博碁子下無大字今據玉函千金翼補

此勞復清熱之的劑枳實寬中下氣梔子散熱除煩香豉解虛熱三味相併清勞復之内熱也

方後煮以清漿水者宜助胃氣也說文漿酢漿也从水將省聲段玉裁曰周禮酒正四飲漿水掌共王之六飲皆有漿注云漿今之䣼漿也內則注云漿酢漿也按酉部云䣼酢漿也則漿䣼二字互訓本草玉石部下品新補漿水味甘酸微溫無毒主調中引氣宣和強力通關開胃止渴霍亂洩痢消宿食宜作粥薄暮啜之解煩去睡調理腑臟粟米新熟白花者佳令酢止嘔噦若過飽停滯因作熱者即所謂食復也內經云病熱少愈食肉則復多食則遺此其禁也此以胃中有宿積故加大黄以

下之如博碁子大大約謂如博碁子樣不必拘醫心方引經心方云胡粉十二碁注博碁者大小方寸是也詳見附錄
錢氏曰若驗其脈證而有宿食者舌胎必黃胃脘按之必痛當微利以去之即于枳實梔子豉湯內加大黃如博碁子大五六枚因新虛不宜峻下故僅用五六枚不細剉而如博碁子者取其味不全出但求其宿食之去不令其更傷胃氣也然此胡加龍骨牡蠣湯之大黃亦切作碁子塊者以其尚是初次之病故可用二兩此則病後復證所以止

用五六枚其虛實輕重之權衡又不可不知者也劉茝庭曰此方屬梔子厚朴湯之類則亦不外乎清膈利滯也如成氏以爲吐劑錢氏以爲發汗周氏以爲食復之治皆似未然方後覆令微似汗五字可疑或是因有發汗用豉者而誤附之也

傷寒差以後更發熱小柴胡湯主之脈浮者以汗解之脈沉實者以下解之

此論差後發熱證治幷及汗下之脈法蓋上條熱在内此證熱在外雖病位不同而其熱自内發則一也言傷寒新差已後又更發熱乃勞復之證是

正氣不充餘邪為熱宜以小柴胡湯清解餘熱即其治也但復證之中當考此二脈若脈果見浮則邪猶于表故以汗解之脈沉實則裏邪未盡故以下解之

方氏曰脈浮有所重感也脈沉飲食失節也

松陵徐氏曰汗下不著方名者汗下之法不一醫者於麻黄桂枝及承氣大柴胡等方對症之輕重擇而用之則無不中病矣

劉茝庭曰如脈浮者病後新感也如脈沉實者熱實于胃也此證恐不必食復蓋勞復亦有爲胃實

者且巢源傷寒勞復候曰其脈緊者宜下之是與原注所云相合又可下篇曰傷寒後脈沈沈者內實也下之解宜大柴胡湯並可證焉

大病差後從腰以下有水氣者牡蠣澤瀉散主之

此論差後水氣證治大病新差後下焦之氣化失常水氣外溢而腰以下為腫金匱云腰以下腫當利小便故當與牡蠣澤瀉散以利小便排水氣也

牡蠣澤瀉散方

牡蠣熬○熬牛刀翻　澤瀉　蜀漆煖水洗去腥

葶藶子熬　商陸根熬　海藻洗去鹹○鹹音咸

栝樓根各等分
右七味與擣下篩爲散更於臼中治之白飲和服方寸匕日三服小便利止後服
此水停於內而外泛作腫以牡蠣破水之堅澤瀉利水之蓄海藻散水之泛栝蔞消水之腫又以蜀漆葶藶商陸辛苦有毒之品直搗其巢峻逐水氣使從二便而出案此利水之猛劑用之大病差後無乃太峻乎或謂大病新差之後但剩腰以下腫此水溢下焦而中焦未虛急當利其小便緩則上逆陽位無及矣

劉茝庭曰按此方栝樓根蓋取之淡滲不取其生津金匱治小便不利者有水氣用栝樓瞿麥丸可以相證而本草則曰止小便利未審何謂

尤氏曰飲服方寸匕不用湯藥者急藥緩用且不使助水氣也

令韶張氏曰諸藥性烈而下水最捷不可多服故曰小便利止後服不必盡劑也

大病差後喜唾久不了了胸上有寒當以丸藥溫之宜理中丸

此論明差後喜唾之證大病差已後其人喜唾者

乃因胃中虛寒不能健運而胸上蓄飲所以津唾上溢而病勢久不了了也不了了者謂氣不精爽也宜與理中丸以溫其胃自可已也案上條腰以下腫此證胸上有寒蓋因差後餘症病在一處故彼用散此用丸亦各取其留戀奏効也

方氏曰唾口液也寒以飲言

劉茝庭曰胸上諸注多作胃上然他無此稱愚意喜唾不了了是胸上有寒所致而胸寒必生於胃寒故用理中溫胃以達上焦也膈上有寒飲用四逆金匱肺中冷多涎唾用甘草乾薑湯並是一理

金匱又曰上焦有寒其口多涎又曰色黃者胸上有寒

傷寒解後虛羸少氣氣逆欲吐竹葉石膏湯主之

此論解後虛熱諸治傷寒或汗或下苟得其法則邪退而病解然邪之所湊其氣必虛此其常也乃胃津不復而虛弱羸瘦元陽虧損而氣少力餒熱內蘊而氣逆欲吐當與竹葉石膏湯以調胃氣散熱逆說文羸瘦也从羊羸聲

程氏知因基前條是治病後虛寒此條是治病後虛熱也

錢氏曰仲景雖未言脈若察其脈虛數而渴者當以竹葉石膏湯主之虛寒者別當消息也

竹葉石膏湯方

竹葉二把○把博下翻陶氏曰凡云一把者重二兩為正　石膏一斤

半夏洗半升　麥門冬去心一升　人蔘二兩

甘草炙二兩　粳米半升

右七味以水一斗煮取六升去滓內粳米煮米熟湯成去滓溫服一升日三服

此傷寒愈後調養之方竹葉性寒止煩熱石膏清胃熱半夏蠲飲而止嘔逆人蔘補病後之虛同麥

冬而大添胃中之津液又恐寒涼損胃故用甘草和之而又以粳米助其胃氣也乃清補兼施之劑仲景以病後不敢峻補後之庸醫動輒用温熱之藥殆不達仲景調養之旨也案王氏易簡方以本方去石膏加熟附子名既濟湯是殆得加減之妙者故拈而出之

周氏曰即云解後必內蘊之熱尚未清楚故以甘寒勝之況有人蔘補正又何懼之有哉此爲熱邪未全退之證故爲合法若本此以治虛羸則殆矣

病後勞復發熱者麥門冬湯主之此條舊本遺脫今從王氏補入

此論勞復發熱證治，言大病差後因勞動而復發熱者，餘邪復集，當與麥門冬湯以生津清熱。劉茝庭曰：愚竊疑虛羸少氣氣逆欲吐，似無些熱，何以主以清涼？勞復發熱者，麥門冬湯主之，亦似證方不協。因以為恐是兩條其方互錯，彼條虛羸少氣，諸證蓋麥門冬湯所主，即與金匱大逆上氣咽喉不利止逆下氣相類。此所謂勞復發熱者，却是竹葉石膏湯證。然實係臆揣，姑錄俟識者。

麥門冬湯方

麥門冬七升　半夏一升　人蔘二兩

甘草炙二兩　粳米三合　大棗十二枚

右六味以水一斗六升煮取六升溫服一升日三服夜一服

此於前方去竹葉石膏倍用麥冬蓋病後胃津乾枯虛炎上騰於是專用麥門滋養津液入薑甘草粳米大棗補中以通津更加半夏以止逆降氣茲爲病後滋養之良劑蓋與前條方證互易地尤爲近理矣

程氏曰病邪既至不可輒認爲寔須防正氣因攻而虛病邪已去不可輒認爲虛須防餘邪因補復

集故復出諸條以示隨宜定治之意大抵以正氣
初復不容邪干為主可清則清枳實梔子湯可下
不以新差遺膈上之煩也可導則導大黃如博碁
子五六枚可加不以新差留胃中之結也熱則解
之從小柴胡并酌其汗下不以新差延經絡之鬱
也水則決之甚牡蠣澤瀉散於五苓等不以新差
容溝隧之水也至若胃寒喜唾則用理中丸溫則
宜緩不因差後而峻溫也虛羸逆吐則用竹葉石
膏湯補而兼清不因差後而純補也只此汗泄和
潤溫清當可而施須得除惡務盡之意而後微陽

可護少火得溫凡屬差後之證不過推此例以為裁酌非必以數證為印定之證數方為印定之方也

病人脈已解而日暮微煩以病新差人強與穀脾胃氣尚弱不能消穀故令微煩損穀則愈

此舉病後損穀之義以結上文之意病人脈已解謂病脈悉解而陰陽和平也前條惟云病解至此則云脈已解所以通結上文也日暮微煩者日中陽氣盛旺故不煩日暮即內經所謂日西而陽氣已衰之時故不能消穀而微煩此以病新差強食

穀早胃氣尚弱不能消化穀食故令微煩不須服藥損其穀數則愈言病食一升者食七合食五合者食三合俟脾胃漸壯穀漸增益亦節養之一道也凡病後起居坐臥俱宜聽其自然不可勉強強則非其所欲反逆其性而不安不特一食也

方氏曰強與穀謂強其進食也損者言當節減之也

孫氏曰病新瘥後但得食糜粥寧少食令飢慎勿飽不得他有所食雖思之勿與之也

郭氏曰貴家大族多有女兒嬌縱又經汗下之後

腸胃空虛急欲得食雖食而未能消化必須致疾雖於勸說全在父母曉解左右有能調和之人爲調節之則可也若病人差後惟喜白粥則永無患矣

以上并論勞復諸證而若牡蠣澤瀉散及理中丸三條其實不必勞復殆不過病後隸之之證抑亦連類及之耳○案此篇論陰陽易與差後勞復二證而其方乃燒褌散枳實梔子湯牡蠣澤瀉散小柴胡湯理中丸竹葉石膏湯麥門冬湯潤凉攻補諸法可謂兼備焉

三陰三陽諸篇既於病之情機曲盡其證治，而倂及差後之餘派亦諄諄告諭聖人之思慮何其周密也霍亂及此篇結以胃氣一條夫病邪已退而至勿藥則唯任調養醫之能事於是畢矣苟業醫者可不眷眷服膺以三復其言也哉

傷寒論疏義卷第七終

傷寒論疏義後序

喜多村栲窓先生潛心於仲景殆二十年著傷寒論疏義七卷活字印播命濟後序濟也謭陋方奔走於風塵中筆墨久荒承命不知所措適讀朱文公集若有契於先生述作之旨遂敬書之以質於先生夫聖人之經自漢以來注釋之者亡慮數百家純駁錯出白黑混淆逮于文公朱子哀諸儒之精粹著章句集注等之書其道燦然昭明如撥浮雲見白日洵萬世規矩準繩也蓋朱子一生學問採漢唐之注疏泝濂洛之淵源優游涵泳深造自得發一義下一言必推

本天理擴充人事而後爲之撰定者其冠絕古今詎
待吾輩小生之贊揚竊謂天下之事莫難於注經何
則一義之失一言之過滅裂聖訓迷惑後學而治亂
與廢亦所由起其可不愼哉然則學識如朱子而後
可以注經傳道而無愧矣聖經既如是則我醫之經
何獨不然抑醫之有傷寒論猶儒之有論語也故自
宋以來作之解者亦數十家純駁錯出白黑混淆自
非有英邁之士精之一之實踐而體察之則雖欲知
其變化應用來由也已今閱先生之書其體例準擬
於朱子章句集注擷摭菁華刪薙蕪蔓博而約簡而

詳洗剔仲景眉目啓迪後學聾瞶而爲視死別生之
眞訣無復可疑焉可謂能解天下之至難矣蓋非深
得朱子注經之微則不能爲也豈世之鹵莽立言者
所敢較其長短哉曩者桂山夫子有輯義之著近者
茝庭夫子有述義之選於仲景之精微蘊奧闡發殆
盡而先生是書能經緯而剪裁焉又使後學有所依
據則猶前有二程于闢破異端與奪聖學而後有朱
子之繼作若其六病之說與述義異見則亦猶周易
傳義不同其趣也天下必當有公評焉此乃所以儒
與醫殊途一轍而是編者其亦醫門之規矩準繩也

夫濟竊知先生述作之旨有得朱子注經之微也於
是乎言

嘉永五年歲在壬子四月朔江戶掘川濟未濟謹識